つらくなる前に
知っておきたい

閉経のきほん

の

きほん

HAPPY MENOPAUSE

監修
上田嘉代子
KAYOKO UEDA

池田書店

「閉経」や「更年期」といえば、心身ともにつらい時期だというイメージを抱かれる方も多いと思います。そのような方たちに"閉経のリアル"を知っていただき、冷静に対処していただければ、その時期をずっと楽に、充実したものにできるのでは、という思いから本書は作られました。

日本女性は世界一の長寿（2020年の平均寿命は87.74歳）ですが、健康寿命（健康の問題で日常生活が制限されることなく生活できる期間）は75.5歳（WHO発表2021年版）です。人生最後の約12年間を、自立生活が危うい状態で過ごしているわけです。閉経後は女性ホルモンが体をサポートしてくれない分、運動・食事・生活習慣に気をつけ、自力で「健康寿命を延ばすための生活」を開始する時期でもあるのです。

「閉経期以降」は、将来、要介護の原因になる骨粗鬆症や心血管障害が静かに進行していくということを考えると、「健康寿命」を延長するために、「閉経期以降をどう過ごすか」

ということも本書で学んでいただきたいと思います。

　心身ともにつらい閉経期を乗り切れば、まだまだ元気で過ごせる日々が広がっています。その後の老年期には子どもも独立し、両親や夫も見送り、そこから女性は本当の意味で心身の"自立"が必要になりますが、閉経期以降は本当の"自由"を謳歌するための準備期間でもあります。

　閉経前後に更年期症状が表れる原因には、メンタル要素もあります。「ストレスにどう対処するか」も大切な課題ですので、公認心理師である中山未知先生にもご協力いただきました。

　この本が、読者の皆様が「閉経期」から「老年期」へ"ソフトランディング"するための一助となれば幸いです。後に続く女性たちにとって、あなたが元気な人生の先輩となれますよう、応援しています！

神楽坂レディースクリニック院長　上田嘉代子

Contents

第 **3** 章　閉経前後を大きく左右する「メンタル」

第 **4** 章　おもな更年期症状と対策

第 **5** 章　**4つの治療法**

第 **6** 章　**閉経前後は こんな病気に要注意**

第 **7** 章　**閉経後のパートナーシップ**

第 **1** 章

閉経を迎える
すべての女性へ

誰もが避けて通れない「閉経」。
でも、声高に語られてこなかったために、
「正しい知識」も「女性同士の共感」も
充分とは言えないようです。
あらためて、「閉経」や「更年期」という
概念に向き合ってみませんか？

閉経について
知ってほしい10のこと

1　閉経は女性の
守り神「女性ホルモン」との決別
人生第2のスタート!

2　閉経は大きな「体」の変化だけど、
それに「心」が加わって
更年期症状の引き金になる

3　閉経前後の更年期症状は
個人差がとても大きいから、
わかってもらいにくい

4　思春期のテーマが「自立」なら、
更年期のテーマは「まわりに頼る」こと

5　閉経に伴う症状は
「治療」できるから、
一人で我慢しない

6 閉経後は「骨」と「血管」が弱りがち。
「骨粗鬆症」「動脈硬化」に注意！

7 閉経後は、それまでとは
違う病気に
かかりやすくなる

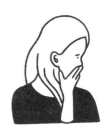

8 閉経の話はタブーではない。
パートナーやまわりの人と語り合おう

9 閉経は「女性の終わり」にあらず。
女性としての魅力に自信をもって！

10 生理は「初経」で始まり
「閉経」で終わる。
どちらも記念日、どちらも祝おう！

女性のライフステージ

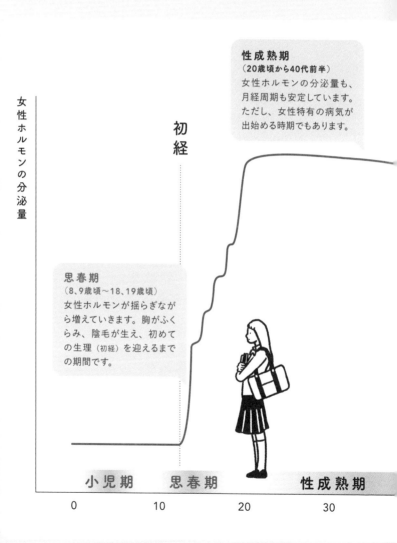

性成熟期
（20歳頃から40代前半）
女性ホルモンの分泌量も、
月経周期も安定しています。
ただし、女性特有の病気が
出始める時期でもあります。

初経

女性ホルモンの分泌量

思春期
（8、9歳頃～18、19歳頃）
女性ホルモンが揺らぎなが
ら増えていきます。胸がふく
らみ、陰毛が生え、初めて
の生理（初経）を迎えるまで
の期間です。

小児期　　思春期　　　性成熟期

0　　　10　　　20　　　30

閉経

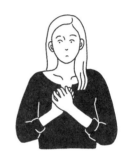

自律神経の
不安定化

更年期
（46歳頃～55歳頃）
女性ホルモンの量が揺らぎ
ながら減っていきます。ホル
モンバランスが崩れることで
心身に影響が出る、不安定
な期間です。

老年期
（56歳頃～）
女性ホルモンの分泌が止ま
ります。体のあちこちで老化
が静かに進みますが、安定
し、落ちついた生活ができる
期間です。

自律神経の不安定化
＋
女性ホルモンの減少

更年期　　　　　　　　　　**老年期**

40　　　　50　　　　60　　　　70　　　　80
　　　　　　　　　　　　　　　　　　　年齢

閉経前後の体験記

女性は40代にもなると、
自律神経が不安定になりがち。
女性ホルモンの分泌量もゆらぎます。
その「ゆらぎ」は自分でコントロールできません。

目が乾きすぎて
アイメイクができず

眼がすごく乾くようになった。マスカラをすると睫毛が上がるから、ますます乾いて目が開けられず……。大好きだったメイクも楽しめなくなった。(47歳)

動悸が激しくて、
いつも気が休まらない

仕事のストレスが続いていた時期、動悸がするようになった。忙しい平日だけじゃなくて、土日にも起こるから、せっかくの休みなのに気が休まらない。(45歳)

家にいるのに
トイレが間に合わず

トイレが我慢できず、漏れるように。家の中にいるのに我慢できずに「お漏らし」したのは大ショック。エレベーターや電車に乗る前には「閉じ込められる」ことが不安で、頻繁にトイレに行くようになった。(48歳)

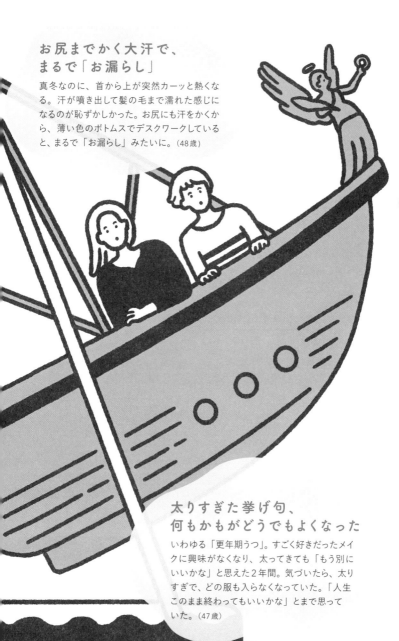

お尻までかく大汗で、まるで「お漏らし」

真冬なのに、首から上が突然カーッと熱くなる。汗が噴き出して髪の毛まで濡れた感じになるのが恥ずかしかった。お尻にも汗をかくから、薄い色のボトムスでデスクワークしていると、まるで「お漏らし」みたいに。(48歳)

太りすぎた挙げ句、何もかもがどうでもよくなった

いわゆる「更年期うつ」。すごく好きだったメイクに興味がなくなり、太ってきても「もう別にいいかな」と思えた2年間。気づいたら、太りすぎで、どの服も入らなくなっていた。「人生このまま終わってもいいかな」とまで思っていた。(47歳)

15

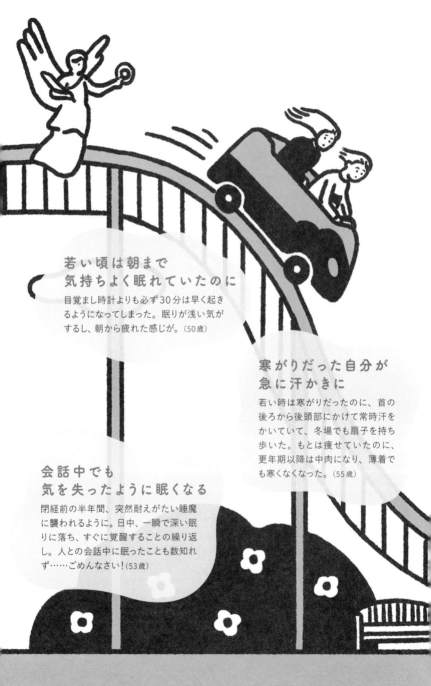

若い頃は朝まで
気持ちよく眠れていたのに

目覚まし時計よりも必ず30分は早く起きるようになってしまった。眠りが浅い気がするし、朝から疲れた感じが。(50歳)

寒がりだった自分が
急に汗かきに

若い時は寒がりだったのに、首の後ろから後頭部にかけて常時汗をかいていて、冬場でも扇子を持ち歩いた。もとは痩せていたのに、更年期以降は中肉になり、薄着でも寒くなくなった。(55歳)

会話中でも
気を失ったように眠くなる

閉経前の半年間、突然耐えがたい睡魔に襲われるように。日中、一瞬で深い眠りに落ち、すぐに覚醒することの繰り返し。人との会話中に眠ったことも数知れず……ごめんなさい！(53歳)

閉経前後（50歳ぐらい）は女性ホルモン量が急降下
まるで「ジェットコースター」です。
自律神経の乱れ＋ホルモン減少の影響で、
心身ともに絶叫する人も!?

50代

生理の日は、
バスタオルを持ち歩いた……

生理は日数が長くなり、間隔は短くなり、それ
なのに経血量が凄まじくなった。多すぎてタン
ポンが押し出されるほど。夜は紙オムツ、昼は
夜用の最大量対応ナプキンを使い、それでも
椅子の座面を汚す始末。外出時にはバスタオ
ルやおねしょシーツを持ち歩き、敷いて座っ
た。閉経が待ち遠しい3年間だった。(51歳)

更年期症状と闘う日々

汗かき、手足の冷え、めまい、頭痛
……、いろいろある。頭痛には、市販
薬と白花油塗布とマッサージで対抗。
あとは養命酒を飲んで、ヨガの呼吸法
やって、ストレッチも。子宮を全部取っ
ているので閉経がいつかはわからな
いけど、闘うのみ。(54歳)

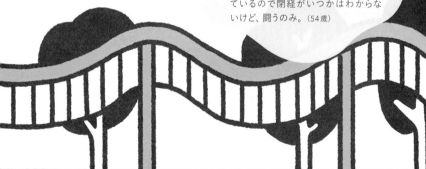

それは「更年期症状」
かもしれません

血管運動神経症状

- ☐ やたらに暑くて熱っぽい、大汗が出る
- ☐ 冷える
- ☐ のぼせる
- ☐ 心臓がドキドキ、脈が速い

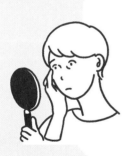

その他

- ☐ 知覚が鈍くなった
- ☐ 肌が乾燥する
- ☐ オシッコが近くなった
- ☐ 腹痛
- ☐ 口の中が乾く
- ☐ 便秘

*原因が不明なものも多く、分類の仕方は一様ではありません。

精神・神経症状

□ 頭痛

□ めまい、吐き気

□ 不眠 (寝つきが悪い・眠りが浅い)

□ 耳鳴り

□ 恐怖や圧迫感

□ 怒りやすく、ついイライラ

□ くよくよしたり、憂うつになったり

□ 記憶力・判断力が悪くなった

□ 食欲の変調

疲れる

運動器症状

□ 手足がしびれる

□ 腰痛

□ 肩こり

□ 背中が痛い

□ 関節が痛い

□ 足のくるぶしが痛い

＊これらはすべて、他の「病気」でも表れる症状です。病院に行って、その症状の「原因となる病気」が見つからなければ、それは「不定愁訴」と呼ばれます。更年期症状の多くが不定愁訴です。

＊「更年期症状」が重く、仕事や家事ができないとか、寝込むなど、日常生活に支障があれば、「更年期障害」とされます。

すべての女性に訪れる閉経と更年期

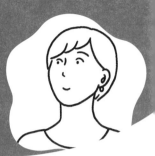

「閉経」の時期で「更年期」は決まる

▶ 自分が「閉経」したと、いつわかる？

月経があれば、必ず閉経があります。**閉経**とは、月経（生理）が永久に停止した状態です。

月経が来ない状態が12カ月続いた時、最後の月経時が「閉経」年齢とされます。日本人女性の平均閉経年齢は50.54歳ですが、早いと30代後半に閉経を迎える人も！

更年期とは、女性ホルモンの分泌が急激に減り始めてから、ほぼゼロになるまでの期間、体の中が変化する時です。閉経前の約5年間と閉経後の約5年間を足した約10年間を指します。

▼閉経と更年期の関係

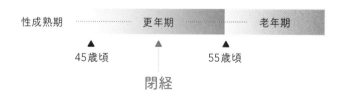

性成熟期	更年期	老年期
▲ 45歳頃	▲ 閉経	▲ 55歳頃

自分が更年期に入ったかどうか、正確には閉経にならないとわからないわけですが、医師は年齢、症状、検査によって更年期かどうか判断します。

　閉経も更年期も、いつ来るか予測できません。「出産経験がないと早く閉経する」「初経が早かったら閉経も早い」などという噂がありますが、そのように画一的なことはありません。ただし、体質によっては閉経が早い傾向があり、喫煙者の閉経も早い傾向があります。

自分の体と向き合う特別な時期

▶ 閉経は人生の半ば、「第2の人生」のスタート

　女性の更年期は、今も昔も45〜55歳ぐらいで変わりません。ですから、「人生50年」とされた戦前までは、閉経と寿命はほぼ同時に来るものでした。

　けれども「人生100年」といわれる21世紀の日本では、閉経は人生の終盤ではなく、人生の半ばで迎えるもの。長い人生の折り返し地点にすぎず、「第2の人生」のスタート地点とも言えます。

▶ 「更年期症状」は個人差が大きい

「第2の人生のスタート」にもかかわらず、その前後に心や体の不調を訴える女性は少なくなく、その不調の多くが「更年期症状」です。軽い人もいれば重い人もいて、3〜4年で収まることが多いのですが、長い人は10年以上も続きます。個人差がとても大きいのです。

▶ 「女性の守り神」女性ホルモンとの決別

　閉経は、生殖活動を終えた女性に、女性ホルモンという「女性の守り神」が「私の役目は終わった」と告げて去っていく時。更年期は、たくさん分泌されていた女性ホルモンがほとんどなくなるまでの過渡期です。守り神がいなくなる閉経後は循環器などの病気が増えるのですが、更年期症状はその前触れとも言えます。

　ですから、更年期にはこれまで以上に自分の体と向き合い、セルフメンテナンスをする必要があります。目標は、更年期症状を軽くし、次のステージである「老年期」にソフトランディングすること。しっかり準備をしてソフトランディングできた人とできなかった人とでは、10年後、20年後の健康状態が大きく変わります。

「忙しすぎる」女性は更年期がつらい!?

▶ 更年期症状は3つの要因で発症する

　更年期症状の原因は複合的です。「身体的変化」「心理的要因」「社会的・環境的要因」が交じって発症すると考えられています。

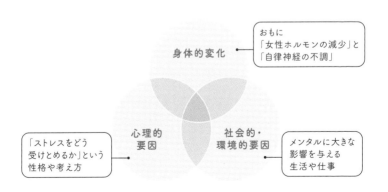

身体的変化
おもに「女性ホルモンの減少」と「自律神経の不調」

心理的要因
「ストレスをどう受けとめるか」という性格や考え方

社会的・環境的要因
メンタルに大きな影響を与える生活や仕事

たとえば「気持ちが落ち込む」のも更年期症状のひとつです。女性ホルモンは幸福感を生む脳内物質（セロトニンやドーパミンなど）の産生と関わるので、女性ホルモンが減るとそれらの脳内物質も減り、そこに性格や環境の要素も加わり、気持ちが暗くなったり不安に襲われたりするのです。

▶ 「子育て」「介護」「仕事」を抱えて

　現代女性は、平均初婚年齢が30歳前後、第一子の平均出産年齢も30歳超ですから、体力のピークを過ぎた40代でも子育ての真っ最中。平均寿命が延びた分、親の介護（ダブル介護も！）の期間も長くなり、その負担は女性にかかりがちです。そして子育て、介護、仕事などの負担は、更年期症状を発症・悪化させる要因です。

　仕事によって症状が発症・悪化するだけでなく、その症状が仕事の大きな妨げになることもよくあります。日本の社会は「働く更年期女性」に優しくないのです。

▼ 更年期症状のせいで、仕事を辞めた人、昇進を諦めた人

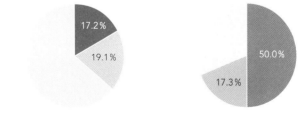

17.2%
19.1%
50.0%
17.3%

■仕事を辞めた　■仕事を辞めようと　　■昇進を辞退　　■昇進を辞退
　ことがある　　　悩んだことがある　　　したことがある　　しようと考えた
　　　　　　　　　　　　　　　　　　　　　　　　　　　　　　　　ことがある

出典：更年期ラボ　調査方法　ホルモンケア推進プロジェクト調べ　方法：インターネット調査

更年期になると、それまで楽にこなせていた仕事が「つらい」と感じられることがあるのですが、「更年期障害で」と訴えられない職場状況がほとんどです。

周囲への理解を求めよう

▶「医師の診断書」が利用できる

「更年期」という語を口にすることがはばかられ、そのせいで「休みたい」と言い出せない人もいます。そんな際の強い味方が、医師の「診断書」。診断書を見せながら「休養をとるように病院で言われた」「医師の指示で休みが必要だ」と伝えれば、理解してもらえます。それを書いてもらえるだけでも、クリニックに行く意義があるでしょう。

▶ 家族にはオープンに、冷静に話してみて

　体のことや性の話題がタブーになっていて、性について教えられてこなかった家庭もあります。そのために自分の体の変化を心が受けとめきれず、そのつらさが症状となって出るような人もいます。でも、それではつらさが増すばかり。

　オープンに話しましょう！　気詰まりなのは最初だけです。

　家族に話すにも、医師の診断が役立ちます。イライラして家族にあたっていたなら、「婦人科で『更年期だからイライラするのだ』と言われた」と話せます。イライラしがちなことを、自分の"主観"ではなく、専門家の"客観"として伝えることがポイントです。

しっかり伝えたいこと

☐ 体や心に不調があること
☐ 原因は、卵巣機能が落ちたことや、自律神経のバランスが
　崩れたこと
☐ ストレスや孤独感など、心的ストレスが引き金になるので、
　気分転換をすると症状が軽くなること
☐ 治療が必要な場合もあること
☐ 家族など、周囲の人の理解が症状の軽減につながること

▶ 他にも、こんな伝え方が……

家庭で

> 最近少し疲れちゃって……。
> 夕食つくるのしんどいんだけど、
> 出前でいいかな?

>>> 「最近」と強調することで、今日だけの不調でな
　　 いことが伝わります。

上司に

> 更年期と思われる不調が続いています。
> 午後お休みをいただくことはできますか?

>>> 「更年期」という言葉を口に出すのをためらって
　　 いると、事態は良くなりません。「骨折」「インフル
　　 エンザ」と同じぐらいの気持ちで伝えれば、相手
　　 の意識も変わってきます。

同僚に

> 最近、ホルモンの乱れがあって、
> 頭と体が思うように動かないの。
> プロジェクト、遅れぎみでごめんなさい

>>> 「ホルモンの乱れ」で、わかる人にはわかります。

「プレ更年期」の うちにできる ことは？

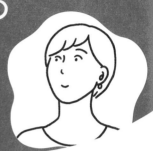

まだ若いのに更年期のような症状が？

▶「ストレス」のせいで、若くても発症する

現代女性には「ストレス」が絶えません。寝不足、人間関係の悩み、経済的な悩み、テクノストレス……。そんなストレスに身も心も蝕まれ、まだ女性ホルモンが充分にあるはずの年代でも、まるで更年期のような症状が表れる場合があります。自律神経のバランスが崩れているのです。

▶ プレ更年期は、卵巣機能が落ち始める時期

医学的な分類に「プレ更年期」という時期はありませんが、一般的には「更年期前の10年間」を指しています。閉経に向かって女性ホルモンの分泌量がゆらぎながら急降下するのが更年期で、プレ期はその前ですが、すでに卵巣機能が少しずつ落ち始めます。

幼年期 （〜7歳）	思春期 （8〜19歳）	性成熟期 （20〜45歳）	更年期 （46〜55歳）	老年期 （56歳〜）
		いわゆる プレ更年期 （34〜45歳）		

生理があっても、37〜38歳ぐらいで卵胞（2章参照）の数はぐっと減ります。また、その時期は仕事や子育てで心身を休みなく動かしています。そのため、女性ホルモンをつくり出す卵巣は元気でも、ストレスから女性ホルモンのバランスや自律神経が乱れて、更年期のような症状が表れることがあるのです。

「プレ期」を変えれば「更年期」も変わる

▶ 今のうちに生活とストレス要因を見直して

プレ期から不眠、ほてり、不安などがある人は要注意。自律神経のバランスを崩す要因が日常生活にあるかもしれません。忙しさにかまけて不規則な生活を続けたり、精神的なストレスに耐え続けたりしていると、更年期になって女性ホルモンが減少したときに、今の不調に拍車がかかる可能性があります。プレ更年期の不調に向き合えば、更年期の不調を軽減できるかもしれません。

▶ プレ更年期のうちにしておきたいこと

女性ホルモンの減少は自分でコントロールできませんが、自律神経の不調は体と心を大事にすることで、ある程度は防げます。次のことを心に留めておきましょう。

☐ 体と健康の知識を身につける
>>> 正しい理解が体と心を守ります！
☐ 更年期症状が出てきたら、ホルモン値を測りにクリニックへ
>>> 卵巣機能の調子がわかります。生理中に行くのがベスト！

男性よ、女性の更年期を理解して！

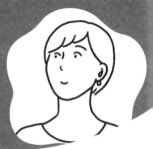

　更年期を乗り切るには、周囲の人の理解も必要です。にもかかわらず、更年期について誤解している男性は多いのです。

多くの男性は、こう誤解している

誤解① 女性の更年期症状は単なる「わがまま」

　疲労や倦怠感が激しくなり、無気力になることがあります。判断力・集中力・記憶力が減退することも。神経が過敏になって、ちょっとしたことで不安になったりイライラしたり……。これらは更年期によくあることで、本人の意思とは関係なく起こるものです。

　ところが、パートナーにしても、職場の同僚にしても、「わがままじゃないか！」と思い、迷惑に感じているケースが少なくありません。女性はそんな思いを感じ取り、罪悪感を抱き、それがさらに症状を重くするという悪循環が生まれています。

　更年期症状のせいで夫婦仲が険悪になるような事態は避けたいもの。疲れ、無気力、イライラなども、自分ではコントロールできない「症状」であり、「わがままではない」とわかってもらうことが必要です。

「夫婦仲がいいと、更年期症状が表れにくい」ともいわれます。パートナーから「理解されている」「愛されている」と実感している女性は、たとえ体内で女性ホルモンが減少しても、自律神経のバランスを崩しにくいのかもしれません。夫の理解は妻にとって「良薬」です。それをわかってもらえるように、女性もまた、更年期についての知識や自分の体調について、積極的に男性に伝えていきましょう。

　会話の少なくなったカップルにとっては「夫婦のコミュニケーションを見直すタイミング」かもしれません。

男性にどう伝えればいい？

「話せばすぐにわかってもらえる」と思わないこと。「1回ではまず通じない」と思って、ていねいに、何度でも、根気強く伝えてください。

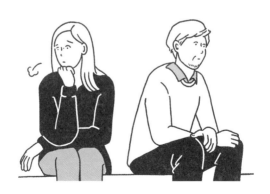

「閉経（メノポーズ）」を前向きに捉えませんか？

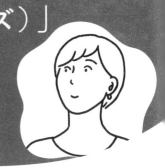

閉経にはメリットもある

　閉経に対しては「もう子どもを産めない」「女らしさがなくなる」など、マイナスのイメージがあるかもしれません。けれども人生100年時代の閉経には、デメリットだけでなく、メリットもあるのです。「閉経」や「更年期」という言葉に抱くイメージがネガティブだと、それだけで更年期症状が重くなるかも。そのイメージを変えてみませんか？

　なにしろ「閉経＝月経（生理）が永久になくなること」ですから、まずは「月経痛」など、月経にまつわる悩みから解放されます。

メリット① 出血の悩みがなくなる

「経血が漏れないか？」という心配がなくなります。「白いズボンがはけない」などということも、もうありません。生理の時期には「お預け」だった性生活にも変化が……。

メリット② 生理用品やピルが必要なくなる

　ナプキン、タンポン、月経カップ。便利な生理用品ですが、それ

なりにお金がかかり、面倒な存在でもあります。「買い置きしなきゃ」「持ち歩かなきゃ」……、そんな必要がなくなります。出張や旅行の支度もずっと楽になり、避妊のためのピルも必要ありません。

メリット③ PMSがなくなる

月経前の3〜10日間に起こるPMS（月経前症候群）には、5〜8割の女性が悩んでいます。「生理の前には、お腹や頭が痛くなったり、イライラしたり、眠れなくなったり」……、いつもは穏やかなのに急にキレてしまう自分を、自分自身が持てあましていたかもしれません。月経がなくなるということは、月経痛だけでなく、PMSもなくなるということです。

メリット④ 女性特有の病気のリスクが下がる

年齢が上がるにつれて、かかる病気も多くなるものですが、女性ホルモンが分泌されないことでリスクが下がる病気もあります。閉経後は、「子宮筋腫」が小さくなり、「乳腺炎」「乳腺症」が改善し、子宮内膜症がある人も沈静化します（ただし、症状によってリスクが上がる場合もあります）。

更年期は自分を見つめる絶好の機会

▶ **体のサインに向き合って！**

強い更年期症状は、体が発している何かのサインかもしれません。そのサインに気づき、変わりつつある自分の体と向き合うことを楽しんではいかがでしょうか。

自分が歳をとることを認めたくない人のほうが、更年期症状が重くなりがちだといわれます。けれども、歳をとっても素敵な女性はいますよね。生き方がにじみ出た、内面から輝くような女性。更年期は、そんな「成熟した素敵な女性」になるまでのプロセスだと思いましょう。

▶ 閉経はお祝いの気持ちで迎えよう

　より素敵になった未来の自分をイメージしてください。失うものについては、「若い時よりも素敵な自分になるために、いらないものを削ぎ落としている」と考えてはいかがでしょうか？　リセットボタンを押して、新たなスタートをきるのだと思えば、気持ちが明るくなるかもしれません。更年期を過ぎた先に広がっているのは、決して「荒野」ではなく、「豊かな大地」です。

　英語では「閉経」も「更年期」もmenopause（メノポーズ）ですが、欧米には Happy Menopause!という表現もあるとか。Happy birthday! のように祝えたら素敵ですね。

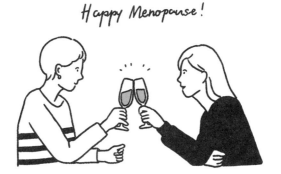

第 **2** 章

女性のからだと
閉経のきほん

女性の「生殖器」には、
びっくりするような神秘が詰まっています。
女性ホルモンを分泌するのも生殖器。
初経から閉経まで毎月働いている子宮・卵巣や、
女性の守り神「女性ホルモン」について
おさらいしましょう。

子宮と卵巣の一生

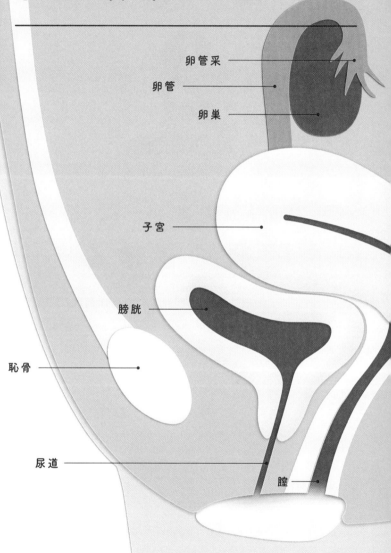

卵管采

卵管

卵巣

子宮

膀胱

恥骨

尿道

膣

これは、ほぼ**実物大の生殖器**。女性ホルモンや女性特有の病気に深く関わっています。特に把握しておきたいのは「子宮」と「卵巣」です。

　子宮は膣とつながっていて、骨盤の中にあります。恥骨の上あたりに位置し、洋ナシを逆さにしたような形の臓器です。

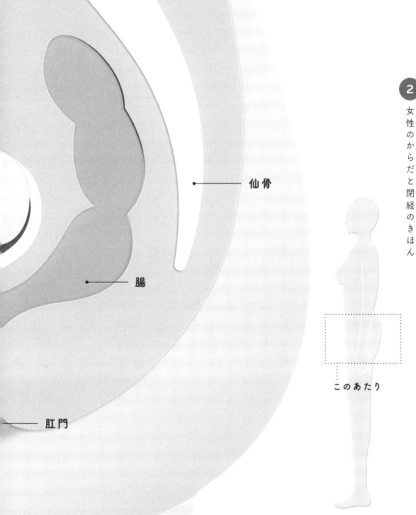

仙骨

腸

肛門

このあたり

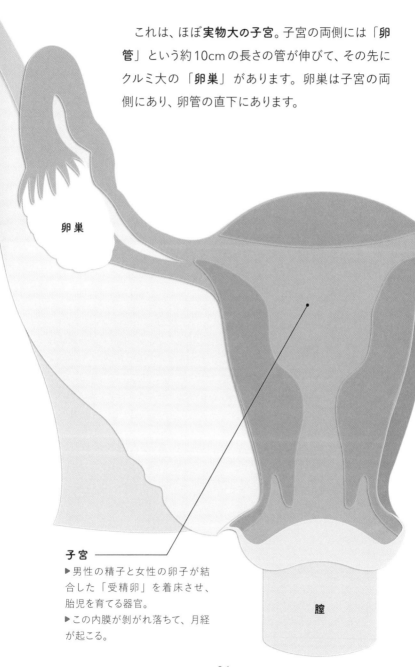

これは、ほぼ**実物大の子宮**。子宮の両側には「**卵管**」という約10cmの長さの管が伸びて、その先にクルミ大の「**卵巣**」があります。卵巣は子宮の両側にあり、卵管の直下にあります。

卵巣

子宮 ー
▶男性の精子と女性の卵子が結合した「受精卵」を着床させ、胎児を育てる器官。
▶この内膜が剝がれ落ちて、月経が起こる。

膣

卵管

▶「卵子」と「精子」の通り道。「受精の場」でもあり、受精卵が発育しながら子宮に戻っていく場でもある。

▶子宮近くは直径1mmぐらいだが、先にいくほど太くなり、卵管采に近づくあたりでは約1cmになる。

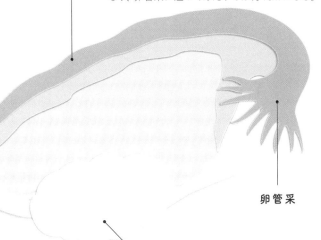

卵管采

卵巣

▶女性には生まれた時からあるが、初経までは何も機能しない。卵巣が動き始めるのは、思春期の頃。

▶「卵子を成熟させて排卵する」「女性ホルモンを出す」の2つが重要な仕事。

…… **このあたり**

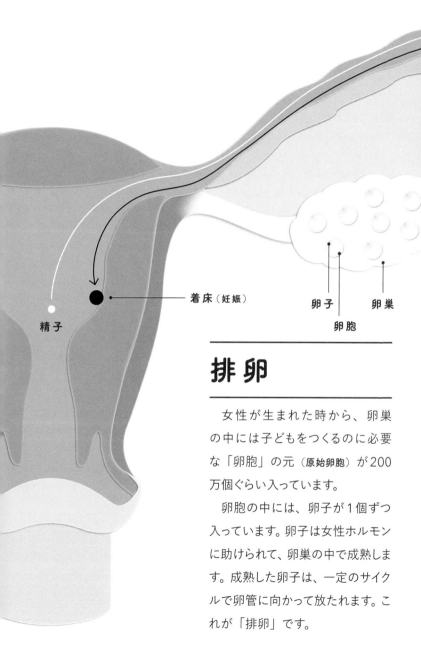

着床（妊娠）

精子

卵子　　卵巣

卵胞

排卵

　女性が生まれた時から、卵巣の中には子どもをつくるのに必要な「卵胞」の元（**原始卵胞**）が200万個ぐらい入っています。

　卵胞の中には、卵子が1個ずつ入っています。卵子は女性ホルモンに助けられて、卵巣の中で成熟します。成熟した卵子は、一定のサイクルで卵管に向かって放たれます。これが「排卵」です。

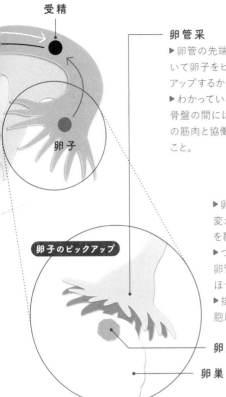

受精

卵管采

▶卵管の先端にあり、排卵になると卵巣に近づいて卵子をピックアップする。どのようにピックアップするかはまだ充分に解明されていない。

▶わかっているのは、子宮と卵巣の間や、卵巣と骨盤の間には靭帯があり、それが伸縮して卵管の筋肉と協働で卵管采の位置を調整するということ。

▶卵巣も卵管もダイナミックに位置を変え、卵管采は排卵しそうな卵胞の上を覆い、なでて排卵を促す。

▶つかまれた卵子は、卵管采の繊毛や卵管の筋肉でつくられた波で、子宮のほうに送り込まれる。

▶排卵後の卵胞や、排卵しなかった卵胞は、卵巣内で自然にしぼんでいく。

卵子

卵子のピックアップ

卵胞

卵巣

妊 娠

　卵管采がつかんだ卵子は、卵管の中の幅の広いところで、精子がやってくるのを待ちます。

　精子は膣から入り、子宮を通って、卵管の中に入っていきます。卵管に入ってくる精子は1個ではありませんが、いち早く卵子に到達した精子が卵子の中に入って「**受精卵**」となります。

　受精卵は卵管を通って子宮に行き、それが子宮内膜に着床すると「妊娠」が成立します。

月経（生理）

　初経から閉経までの長い期間、妊娠中を除いてほぼ毎月迎える「月経（生理）」。月経は子宮の内膜が剥がれ落ち、膣を通って外に出ていく現象です。排卵後に黄体ホルモン（47ページ）の働きが消えることで、子宮内膜の機能層が剥がれ、子宮内膜が掃除されるイメージです。

　月経が25〜38日ごとに約5日間あれば、月経の周期は正常で規則正しく、ホルモンの分泌が順調だと言えます。月経サイクルの平均は28日ですが、25日より短い人もいれば、38日より長い人もいます。

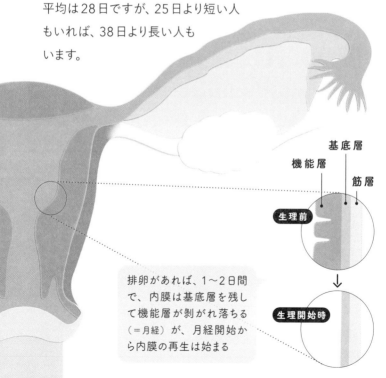

基底層

機能層

筋層

生理前

↓

生理開始時

排卵があれば、1〜2日間で、内膜は基底層を残して機能層が剥がれ落ちる（＝月経）が、月経開始から内膜の再生は始まる

▼ 月経サイクル（基礎体温とホルモンの動き）

月経サイクルの中では、「エストロゲン」や「プロゲステロン」（46-47ページ）をはじめとするさまざまなホルモンに、それぞれのサイクルがあります。

月経期
妊娠しなければ、女性ホルモンの分泌は減り、子宮内膜が剥がれて月経が始まる。

増殖期（卵胞期）
卵巣内で卵胞が成熟。卵胞の発育につれてエストロゲンの分泌量が増え、子宮内膜が少しずつ厚く、柔らかくなる。

分泌期（黄体期）
排卵後、妊娠に備えて子宮内膜が厚くなり、水分と栄養素がため込まれる（受精卵の着床に備える）。

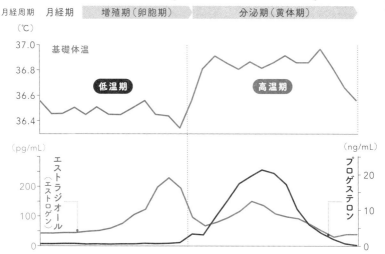

（日）

1 2 3 4 5 6 7 8 9 10 11 12 13 14 15 16 17 18 19 20 21 22 23 24 25 26 27 28

月経周期　月経期　　増殖期（卵胞期）　　　　　分泌期（黄体期）

（℃）

基礎体温

37.0
36.8　　　低温期　　　　　　　　　高温期
36.6
36.4

（pg/mL）　　　　　　　　　　　　　　　　　　（ng/mL）

エストラジオール（エストロゲン）　　　　　　　プロゲステロン

200　　　　　　　　　　　　　　　　　　　20

100　　　　　　　　　　　　　　　　　　　10

0　　　　　　　　　　　　　　　　　　　　0

排卵期
卵胞から卵子が排出される。排卵日はエストロゲン分泌のピークから1〜1.5日後。多量のエストロゲンが分泌されると、子宮内膜が厚くなる。

*月経の周期は、栄養やストレスなどにも影響されます。

閉経

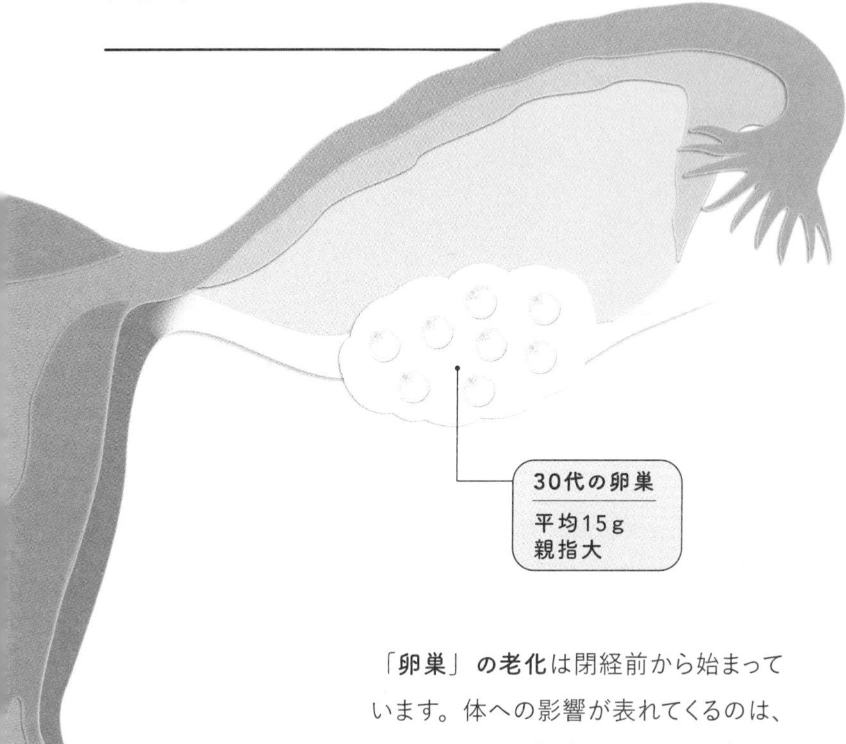

30代の卵巣

平均15g
親指大

「**卵巣**」**の老化**は閉経前から始まって
います。体への影響が表れてくるのは、
だいたい40代半ばから。卵巣が歳をと
ると、その皮質が萎縮し、卵胞の数が減
り、血管が少なくなります。大きさも30
代には親指大だったのが、閉経後には
小指大の大きさに。

「卵子をつくる」「女性ホルモンを出す」
という大仕事を終えた卵巣は、少しずつ
萎縮して小さくなっていきます。原始卵
胞は、50歳でほぼなくなります。

50代の卵巣

平均5g
閉経後は小指大

閉経までに経験する「月経不順」

　たとえ28日周期で規則正しく月経が来ていた人でも、早い人は30代後半から、多くは40代半ばから、少しずつ月経不順（月経周期が縮まったり伸びたり、出血期間が長くなったり短くなったり）になります。排卵が起こらなくなるため、子宮内膜の機能層（40ページ）が厚くなったまま、表面からバラバラと剥がれ落ちる現象が続くようになり、やがて閉経を迎えます。

▼よくあるパターン

30代後半〜40代前半	40代後半	50歳前後
・月経周期が短くなる 　（逆に長くなる人も） ・経血（血液）量が減る	・月経不順 ・経血量も不安定に ・月経周期が延びる（月経の頻度が 　2〜3カ月に1度などと減ってくる） ・無排卵月経（排卵は起きず、 　子宮内膜だけが剥がれることも）	・閉経

そもそも
女性ホルモンって？

　体の中には「**ホルモン**」と呼ばれる"ごく微量"の物質が100種類以上も存在します。どのぐらい微量かといえば、「50mプールに一杯の水が全身の血液だとすると、ホルモンの量は小さなスプーン1杯分」というぐらい！

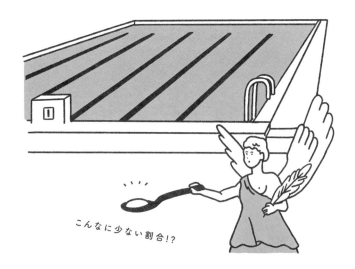

こんなに少ない割合!?

　どのホルモンも、心身の好調・不調と深く関わっています。よく知られたホルモンとしては、「インスリン」「アドレナリン」「副腎皮質ホルモン」などがありますね。「女性ホルモン」は、そんなホルモンのひとつです。

ホルモンは体のいろいろな器官（内分泌臓器）でつくられて、体のいたるところで細胞に働きかけます。体温を保ち、生殖に関わり、成長を促し、免疫システムなどをコントロールしている**ホルモンは「生命のメッセンジャー」**とも呼ばれ、その働きで、私たちの心と体は守られています。ただし、ほとんどのホルモンは、10代後半〜20代前半をピークに減っていきます。

女性の若さと健康のカギが「女性ホルモン」

　女性ホルモンは「性ホルモン」として分類され、閉経までは女性の若さと健康のカギを握っています。その分泌が減ると、脂質異常症となって動脈硬化を起こし、血管障害になります。また、骨量が減り骨粗鬆症（こつそしょうしょう）となります。さらに、シミやしわなど外見も衰えます。

　「女性ホルモン」という単独のホルモンはありません。大きく分けると「エストロゲン」と「プロゲステロン」の２種類があります。

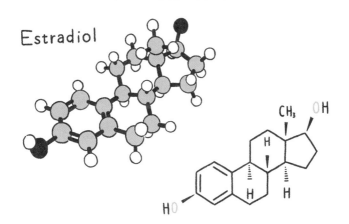

Estradiol

▲**エストラジオールの分子構造と化学式**
エストロゲンには３種類あり、最もパワフルなのが「エストラジオール（E2）」。検査で女性ホルモン値として測定されるのも、エストラジオールです。

▶ 女性ホルモンの代名詞「エストロゲン」

エストロゲンは閉経まで女性の健康と美を支えてくれる、ありがたい存在です。

脳・乳腺・骨・脂肪・皮膚などでもつくられますが、おもに卵巣でつくられるので「卵胞ホルモン」とも呼ばれます。

単に「女性ホルモン」と言えばエストロゲンを指していることがほとんどです。原料は、なんとコレステロール！

血液を通して全身に流れ、卵巣・子宮・膣・乳房の発育を促すのですが、すべては「子どもを産み育てる」ため。思春期には「女性らしい体」（ふっくらしたバスト、豊かなヒップライン）をつくり、「女性らしさ」を生み出します。

なお、閉経でエストロゲンは激減しますが、閉経後も10年ぐらいは、わずかな量が卵巣から分泌されています。

▼ 2つの女性ホルモンのおもな働き

エストロゲン （卵胞ホルモン）	プロゲステロン （黄体ホルモン）
・子宮内膜を厚くして、 　妊娠に備える ・女性らしい体をつくる ・血管をしなやかにする ・骨を強くする ・自律神経を安定させる ・内臓脂肪を減らす ・コラーゲンの産生を促す ・発情を促し生殖活動を促す 　（性欲を高める） ・脳神経をつくり、保護作用、 　認知機能、記憶の維持をする	・排卵を促す ・厚くなった子宮内膜を 　柔らかく保ち、妊娠しやすくする ・水分や栄養をため込み、 　妊娠を維持する ・子宮体がんを予防する ・乳腺の発育を促す ・体温を上げる ・食欲を出させる

▶ エストロゲンの強い味方「プロゲステロン」

プロゲステロンは妊娠のサポート役。子宮内膜に働いて、着床、妊娠の成立・維持に不可欠です。

卵巣の黄体から分泌されるので「**黄体ホルモン**」とも呼ばれます。エストロゲンと助け合いながら働くことが多く、エストロゲンとプロゲステロンが充分に働くと大きな効果が発揮されます。

卵巣の機能が落ちてエストロゲンの分泌量が減ると、排卵も起こらず、"妊娠" を手助けするプロゲステロンも分泌されません。

▼ 卵巣の中で卵胞が発育していくイメージ

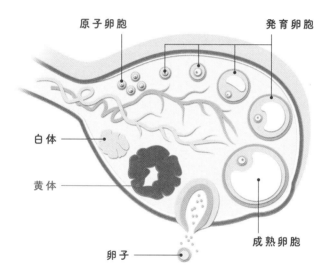

原子卵胞　　　　　　　　　　発育卵胞

白体

黄体

成熟卵胞

卵子

卵巣にも「卵巣周期」と呼ばれる周期的な変化（上図）があります。原始卵胞から発育し、成熟卵胞となるのです。排卵によって卵子が放出された後、「黄体」が形成され、プロゲステロンは、この黄体から分泌されます。

　人間の生命を維持するために、脳はいろいろな指令を出しています。その総司令官は、脳の〈視床下部〉にいます。卵巣は、その視床下部から指令を受けて排卵を起こし、女性ホルモンを分泌します。

① 脳の〈視床下部〉から
　「性腺刺激ホルモン放出ホルモン（GnRH）」が分泌されます。

② GnRH を受け取った脳の〈下垂体〉が、
　性腺刺激ホルモンのひとつ「卵胞刺激ホルモン（FSH）」
　を分泌します。

③ FSH が卵巣の中の卵胞を大きくし、
　その卵胞の中にエストロゲン（卵胞ホルモン）が溜まっていきます。

④ 多量のエストロゲンが刺激となって、
　もうひとつの性腺刺激ホルモン「黄体形成ホルモン（LH）」が
　増え、その結果、排卵が起こります。

⑤ 卵巣では、排卵後に黄体ができ、
　そこからプロゲステロン（黄体ホルモン）が分泌されます。
　黄体ホルモンは内膜の血管を増やし、
　受精卵が着床・発育しやすい状態にします。

　それぞれの女性ホルモンが分泌されたことは脳に伝えられ、脳は過不足がないように指令を調整します。

▼「脳からの指令」と「卵巣の応答」でつくられる女性ホルモン

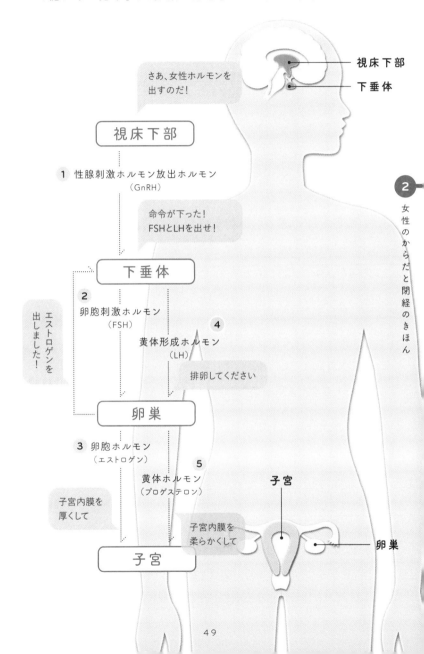

さあ、女性ホルモンを
出すのだ！

視床下部

下垂体

視床下部

1 性腺刺激ホルモン放出ホルモン
（GnRH）

命令が下った！
FSHとLHを出せ！

下垂体

2
卵胞刺激ホルモン
（FSH）

エストロゲンを
出しました！

4
黄体形成ホルモン
（LH）

排卵してください

卵巣

3 卵胞ホルモン
（エストロゲン）

5
黄体ホルモン
（プロゲステロン）

子宮内膜を
厚くして

子宮

子宮内膜を
柔らかくして

子宮

卵巣

エストロゲンの量が
乱高下する更年期

　更年期は卵子と女性ホルモンをつかさどっていた卵巣がパワーダウンし、停止するまでの失速期間。月経不順や経血量のむらのほとんどは、更年期にエストロゲンの分泌量が過剰になったり不足したりして、バランスが崩れるために起こります。

▶ 老化した卵巣は、脳からの指令に応えられず……

　それだけではありません。閉経前後には、それまでとは明らかに違う心身の不調が表れます。「気持ちの落ち込み」と「顔のほてり」など、一見関係がなさそうな症状が同時に出ることを不思議だと思いませんか？　そういうさまざまな不調は、卵巣が老化して、脳からの通常の指令に応えられなくなることから起こります。

　卵巣が応えてくれないので、脳が強い指令を出すと、卵巣は反応して、ときに多量のホルモンをつくりだすのですが、すると今度はホルモンが過剰になってしまいます。閉経の頃に女性ホルモンの分泌量が乱高下するのは、このためです。

▶ 影響は「自律神経」にも及ぶ

　そうなると脳の視床下部に負荷がかかり、自律神経の働きも不安定になります。都合が悪いことに、女性ホルモンを出すように命令する視床下部には、自律神経をコントロールする働きもあるため、更年期には自律神経も乱れてしまうのです。

　こうして、体のあらゆる機能に不調が表れます。

▼若い時

さあ、女性ホルモンを
出すのだ!

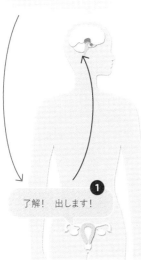

▼閉経前後

さあ、女性ホルモンを
出すのだ!

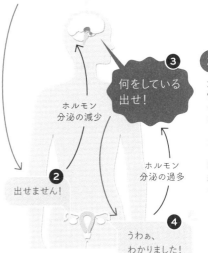

1 若い時には脳と卵巣の「指令→応答」がうまく機能します。

2 ところが、加齢とともに卵巣が機能しなくなり、エストロゲンが充分には分泌されなくなります。

3 指令に応えない卵巣に、脳の下垂体は排卵を起こさせるために強く指令を出します。それでも卵巣が反応しないので、さらに指令が……。

4 その時に卵巣機能がまだ働いていると、卵巣は無理して働き、多量のホルモンをつくり出すことになるのです。

更年期症状の原因

更年期症状（障害）の原因は、大きく次の2つに分けられます。

- エストロゲンの減少
- 自律神経のバランスの崩れ

エストロゲンの減少

閉経前、通常の指令では排卵ができなくなった卵巣に、脳は通常よりも強く指令を出します。指令に反応する力がまだ卵巣に残っていれば逆に過剰なホルモンを分泌し、視床下部に負担がかかり、月経不順などを起こし、自律神経症状も出やすくなり、そこにさまざまなストレスが加わることで更年期症状が起こります。

ストレスを受けやすく、ストレスのダメージが強くなりがちな性格の人ほど、症状は出やすくなります。

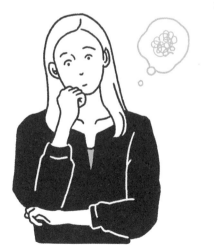

症状は弱い部位に表れがち

　更年期症状の表れ方は人によって違いますが、その人が持っている「気質」「遺伝」、その時に置かれている「環境」が少なからず影響します。また、若い頃からの不調が進行して本格的な病気になったり、もともとあった持病が悪化したりするのもよくあること。つまり、弱い部位に症状は表れやすいのです。

自律神経のバランスの崩れ

　女性は1回の月経サイクルの中で大きなホルモン変動が2回あるため、自律神経の中枢でもある視床下部に男性よりも負荷がかかります。そこに閉経前後の女性ホルモンの乱れによる混乱やストレスが加わると、自律神経のバランスが崩れて、のぼせなど、さまざまな自律神経症状が発症するのです。

自律神経って？

自律神経はほとんどの臓器を支配していて、その司令塔も視床下部にあります。日中や活動時に活発になる「交感神経」と、夜間や安静時に活発になる「副交感神経」のバランスが崩れてどちらかが優位になると、体は不調を起こします。けれども交感神経と副交感神経は、自分の意思でコントロールできません。

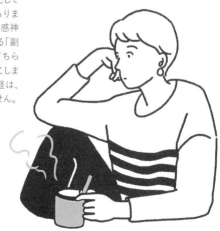

女性の中の「男性ホルモン」

　男性に比べればはるかに少量ですが、女性の体の中でも卵巣や副腎で男性ホルモン（テストステロン）が分泌されています。閉経後に女性ホルモンが著しく減るのに比べて、男性ホルモンの分泌は少しずつ減るので、それによる急激な影響はありません。それまで女性ホルモンが果たしてくれていた働きを、代わって担ってくれている面もあります。

▼ 男性ホルモン（テストステロン）の働き

- 筋肉や骨の成長を促す
- バランス感覚や運動機能をつかさどる
- 認知力・記憶力を高める
- 好奇心・競争心を持つ
- チャレンジ精神、前向きな思考や判断力、意欲をつくる
- 性欲を高める

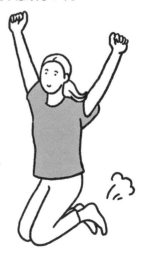

　男性ホルモンは男性にだけでなく、女性にもいい効果をたくさんもたらしてくれるのですね。

　とはいえ、老年期には、男性ホルモンも女性ホルモンと同じようにほとんどなくなっていきます。

第 **3** 章

閉経前後を
大きく左右する
「メンタル」

閉経前後には「精神的な不調」を訴える
女性も多くなります。女性ホルモンの減少や、
自律神経のバランスの崩れが原因ですが、
ストレスを受けとめる「気持ちのもち方」で
症状の表れ方は変わってきます。
「心」を軽視しないことが、緩和につながります。

こんなメンタル不調が
起こりやすい

更年期のメンタル不調TOP10

1. 疲れやすい
2. もの忘れをする
3. 神経質になった
4. イライラする
5. つまらないことにくよくよする
6. 不安がある
7. 憂うつになることが多い（抑うつ感）
8. 覚えられない
9. 意欲がわかない（うつ、無気力）
10. 夜、眠ってもすぐ目を覚ましやすい

（慶應義塾大学病院中高年健康維持外来のデータに基づく）

左に挙げた症状は検査をしても「悪いところはありません」と言われることが多いのですが、閉経前後の女性に多く表れる、れっきとした「更年期症状」です。

　更年期には「不安」「イライラ」「神経過敏」に悩む人が4人に1人というデータも。「うつ」「無気力」「不眠」に悩まされる人も、同じぐらいたくさんいます。

閉経期に抑うつ症状を訴える女性は、閉経前の2倍近く!

　閉経前後にそうなるのには、原因があります。
　卵巣が老化し、エストロゲンが減り、脳の視床下部や下垂体の機能も落ちていけば、自律神経、内分泌（ホルモン関係）、免疫系も影響を受けます。そこに心的ストレスが加わって、精神的な症状が起こると考えられています。

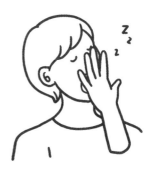

最も悩ましい
更年期の精神症状

▶ うつ

　もともと女性でうつになる人は、男性の2倍だといわれます。それは、妊娠・出産・更年期などのたびに、卵巣の活動に影響を与える視床下部がストレスを受けるから。だから女性には「産後うつ」と「更年期うつ」が多いのです。

　ただ、困ったことに、「更年期症状としてのうつ」なのか、更年期に関係なくかかった「うつ病」なのか、その判別は医師でも難しいのです。前者ならホルモン補充療法や心理療法で改善しますが、後者なら精神科の治療が必要になります。

▶ 不安

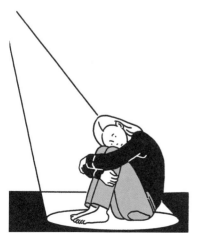

　「不安症」「不安障害」も男性より女性のほうに多く、特に思春期・月経前・妊娠中・産後、そして更年期に多く見られます。閉経前後に、パニック症を発症する人もいます。

　また、「不安はホットフラッシュの要因、ホットフラッシュは不安の要因」といわれます。どちらも、心と体に表れる典型的な更年期症状です。

▶ もの忘れ

更年期には「記憶力が悪くなった」「もの忘れが多くなった」と訴える女性が急増します。更年期障害がある人の7割近くが、物忘れを自覚しているとか。

記憶力はエストロゲンが減り始める40代前半から低下し、閉経する50代前半にはさらに低下します。

▶ 不眠

男女とも歳をとると不眠になりがちですが、特に閉経前後の女性に強く表れます。のぼせ、ほてり、発汗という更年期症状がある人は、それが睡眠中に繰り返し起こることで睡眠が妨げられ、不眠になることが珍しくありません。

1カ月以上、不眠のために日中の活動に支障を来していれば、「不眠症」です。

> **女性ホルモンの分泌量が揺らぐ**
>
> ▼
>
> **視床下部がストレスを受ける**
>
> ▼
>
> **自律神経のコントロールが乱れる**
>
> ▼
>
> **精神的に不安定になる**

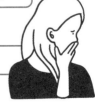

思春期と更年期は
似ている!?

　女性が社会的に活躍するのは、おもに「思春期」から「更年期」にかけてですが、女性ホルモンは思春期に急増し、安定した性成熟期を経て、更年期に急減します。思春期も更年期もホルモンバランスがゆらぎながら増減するので、どちらも自律神経が不安定になりやすいところが共通しています。とはいえ、増えると減るとでは大違い。「学ぶべき」ことも違います。

思春期は「自立」を学ぶ時期

　思春期は、第二次性徴が出始めてから、初経を経て、月経がほぼ順調になるまでの期間。年齢的には8〜9歳頃から始まります。

　親に頼っていた「幼年期」から大人になるまでの移行期間でもあり、それまで親がやってくれたことを「もうお姉さんだから自分でやらなきゃね」と言われ、自立を促される時です。

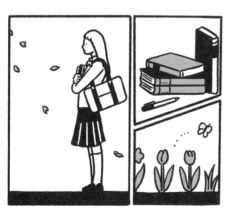

「自分一人で立つ」ことを学ぶ、それが思春期の課題です。

プレ更年期のうちに更年期の準備を

プレ期にさしかかる35歳頃になると、「もう若くない」「人生そんなにうまくいかない」と気づいてショックを受ける人も。その時に、まだ体が動くからと楽観し、その気づきを直視せずにいると、更年期に課題を持ち越すことになってしまいます。

自分の体と心の変化には敏感でいたいもの。体力の低下などに合わせた新しいやり方を探してください。限界を見極めつつ、「変化を乗り越えた」「人生設計を修正した」成功体験があれば「変化に対応する準備」ができて、更年期が少し楽になります。

更年期は「まわりに頼る」ことを学ぶ時期

更年期は思春期の逆。安定していた「性成熟期」から「老年期」になるまでの移行期間です。

老年になれば、大なり小なり人の手を借りなければ生きられません。「もう若くない」「すべてを一人ではできなくなる」自分を客観視し、適切な助けを求め始める時機。いつまでも自立にこだわってはいけません。その時に備えて「まわりに頼ること」を学ぶ、それが更年期の課題です。

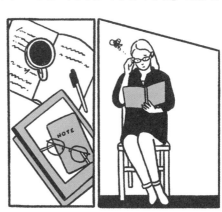

「まわりに頼る」って
どういうこと？

　誰でも育児・仕事・介護など、幾つもの荷物を抱え込んでいるもの。でも、30代で持てた荷物を、今も持てるとは限りません。生活、人間関係、体力、すべてが違ってきています。「大きな荷物は2つまで」を目指しましょう。

「そう言われても、この荷物は下ろせない。私がやらなきゃ！」と思い込まないで！　100％下ろせなくても、育児も家事も小分けにして誰かに持ってもらうことはできます。ときに手を貸してもらうとは、誰にでも必要です。助けを求める相手は1人ではなく、複数のほうがいいでしょう。仕事のことは××さんに、家庭のことは△△に、などとするのです。

　頼むポイントは、理由を明確にすること。「自律神経の乱れによる体調不良で、少し助けが必要なんです」と伝えましょう。

　忘れがちな感謝の言葉は、「頼み事を引き受けてくれた時」「その最中」「終わった時」の3回は言いたいものです。

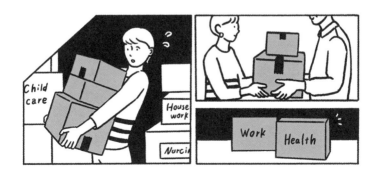

共感される「アイ・メッセージ」で伝えよう

　つらい気持ちを伝える時、助けを求める時には、「私」を主語にする「アイ・メッセージ」が効果的です。「アイ」は英語の「I」、つまり「私（は）」。「あなた、何やってるの!?」と「YOU」を主語にして怒るのではなく、主語を「I」に替えて「私が悲しくなるからやめてね」と伝えるのです。

　たとえば家事をしない夫に「なんであなたはいつも何もしないの?」と言いたくなりますが、こういうユー・メッセージでは詰問されているように聞こえます。「私は、いつも掃除が大変だから、あなたがゴミ出しだけでもしてくれると嬉しい」と伝えてみましょう。印象が柔らかくなることで、あなたの「つらい」という気持ちがより伝わり、どことなくかわいらしく聞こえますよね。相手も「気持ちに応えてあげよう」と思ってくれやすいのです。

夫に
✗　（あなたは）いつもそういうことを言う!

◯　そう言われると（私は）悲しい

職場で
✗　（あなたは）まだ書類ができていないのですか?

◯　書類が未提出なのを（私は）心配しています。
　　今日の会議に間に合えば、（私は）助かります

子どもに
✗　なんで（あなたは）こんなに散らかしたままなの?!

◯　こんなに（部屋が）散らかって、（私は）悲しい

物事の受けとめ方を
見直してみよう

自分の気持ちをスルーしない

「どうでもいいことはスルーしなさい」とアドバイスされたことがあるかもしれません。でも、ちょっと待って。違和感や不快感などを、スルーし続けてはいけません。ストレスという自覚がないまま、どんどん溜まっていくからです。

▶ ストレスを受けた気持ちに向き合って！

　少しでも気がかりなことがあったら、「このモヤモヤはスルーしてもいいか、いけないか」を立ち止まって考え、意思をもって選びましょう。

　スルーすることが、習慣になってはいけません。自分の気持ちをしっかり伝えたり、誰かに相談したりするほうがいいケースもあります。

　上司から叱られた時、パートナーとけんかした時、ムカついてしょうがないのに「我慢すればいい」と自分に言い聞かせて、気持ちを押し込めていませんか？　特に親から「泣かないの！」「くよくよしないの！」と言われて育った人は、自分の気持ちをスルーするクセがあるかもしれません。

　本当の気持ちを切り離してしまうことを、心理学では「解離」と言います。悲しいのに無理して明るく振る舞うと、だんだん自分の

気持ちがわからなくなっていきます。悲しい時は悲しさを感じ、「悲しい」と言えるのが理想です。負の感情も自分の大切な一部！心の傷に気づいて、ていねいに処置する方法を考えましょう。

自分のプロは自分しかいない！

他の人からの評価を気にしたり、他の人と自分を比べたりしているうちに、自分が小さく見え、価値が無いと感じるかもしれません。でも、自分の人生では、自分が主人公。心も体も大切にする価値があります。

▶ 自分の気持ちを書きとめてみよう

自分の気持ちに向き合うには、ストレスを書きとめる「ストレス日記」をつけるのも有効。書いているうちに、自分の考え方のクセにも気づきます。言語化するのがベストですが、できなければ絵にしてもいいし、出来事とその時の気持ちを「お天気マーク」で表すだけでも意味があります。

心を支える
「自己肯定感」を育んで

　自己肯定感とは、「ありのままの自分が自分であること」「自分は価値のある存在であること」を受け入れる感覚です。自己肯定感が強ければ、物事に前向きになれ、ストレスが弱まります。

　ところが、この自己肯定感が低い女性が少なくありません。わかりやすく言えば、「自分に自信がない」のですが、その思いは他人と自分を比較して嫉妬心や劣等感を抱くことから生まれます。その裏返しで「他者から認められたい」という承認欲求が強くなることも。そういう人は、「自己肯定感を育む」練習が必要です。

▶ 自分で自分を誉める練習をしよう

　練習法のひとつは、自分で自分を誉めること。他人から誉められた時と同じで、自信がもて、胸が膨らみます。誉め言葉は具体的に。小さなことでも誉めて育てた子どもが伸び伸び育つように、小さなことでも自分を誉めれば自分が育ちます。

▼ 抽象的な"自己暗示"はダメ。具体的に誉めよう

私、よくやったよ！ 　と繰り返す

明日はもっといい自分になれる 　と言い聞かせる

**朝洗濯して、会社の業務こなして、
帰りにちゃんと買い物した！
こんなに頑張ったなんて、すごくない？**

▶ 誰かから感謝されたり、誉められたりしよう

誉める主体は、自分でなくてもいいのです。他の人からも誉めてもらえる体験をしてみましょう。

無理なくできる範囲で「人助け」やボランティア活動をするもよし。自分が心地よく感じ、「ありがとう」と言われる体験をすれば、自己肯定感は上がります。

気のおけない相手には「誉めて!」と求めるのもよし。パートナーに「今日、お料理頑張ったから誉めて!」と言ってもいいのです。

▶ 自分の得意なことをしよう

自己肯定感を高めるためには、「苦手なことにチャレンジして、それを克服する」ことが大切だと思っているかもしれませんが、そこまでハードルを高くしなくてもいいのです。

自分が得意なことをすれば、心地よく感じるもの。「やっぱり、これはうまくできる」と感じる満足感は、自己肯定感を高めます。

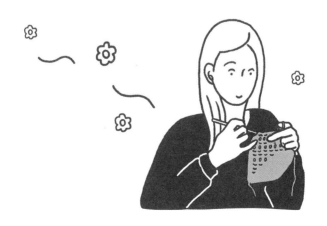

お守り言葉「セルフ ステートメント」をもとう

　ネガティブなフレーズが口癖になっていませんか？ 「どうせ私なんか」「また、ダメに決まってる」……、そういう言葉は、口に出すのはもちろん、心の中でつぶやくだけでも、自己肯定感を低くしてしまいます。

　自分に言い聞かせる言葉を「セルフステートメント」と言います。気持ちが落ち込んだ時に、自分にかける、元気になれる、おまじないのような言葉をもちましょう。それを唱えれば、不思議と元気になるものです。

　どんな言葉で励まされるかは、人によって違います。自分で考えるもよし、著名人の言葉でもよし、金言集を探すのもよし、要は共感できればいいのです。

こんな名言も……

| 人生は闘うがゆえに美しい。 | ピエール・ド・クーベルタン
近代オリンピックの父 |

| 幸福とは幸福を探すことである。 | ジュール・ルナール
フランスの小説家・詩人・劇作家 |

| 上り坂と下り坂はひとつの同じ坂。 | ヘラクレイトス
古代ギリシャの哲学者 |

| 苦しみの報酬は経験である。 | アイスキュロス
古代ギリシャの悲劇作家 |

セルフステートメントの例

▶ 苦しみは永遠に続かない

　やまない雨はない

　だいじょうぶ。あと少し……

　（今は大変でも）常に状況は変わる！

▶ ありのままの自分を受け入れる

　人は人、自分は自分。ありのままの私でいい

　怖くて当たり前（怖がる自分を受け入れる）

　これからの人生の中で、今が一番若いじゃない！

▶ ぼちぼちやっていこう、諦めよう

　今は休んで、また頑張ろう

　心配しない、心配しない（心配しても事態は変わらない）

　仕方ない時は仕方ない

　一歩ずつ着実にやるしかない

▶ 過去の困難を乗り越えてきた自分を思い出す

　これまでも苦しい状況を切り抜けてきた！

　どうなろうと、命までは取られない

3

閉経前後を大きく左右する「メンタル」

「心と体のリンク」に気づく

「感情」「思考」「身体」「行動」はリンクしています。あなたのメンタルは、そのすべてから影響を受け、すべてに影響を与えているのです。

思考 頭に浮かぶ考え

「誰も助けてくれない」
「いつも私ばっかり……」
「この先、どうなっちゃうの」

身体 体に表れる変化

・お腹や頭が痛い
・便秘も……
・汗が出て息が上がった感じ

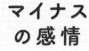

マイナスの感情

心が感じていること

例：悲しい、つらい、
苦しい

行動 マイナスの感情から逃げるための行為

・やけ食い　・やけ酒
・誰かに言いがかりをつける……

リンクを利用して、
気持ちをプラスに向けよう

リンクしている感情・思考・身体・行動のどれかひとつをプラスに向けることで、他のこともプラスに向くことがあります。

思考

・ポジティブなセルフステートメント
・見方や考え方を、
　別の方向に変える
・違うことに注意を向ける
　（誰かに電話する、など）

身体

・体にいい食事
・質のいい充分な睡眠
・運動や呼吸法

プラスの
感情

**マイナスがやわらぎ、
やがてプラスへ**

行動

・ストレスの現場から離れる
・生活のスピードをゆるめる
・楽しめる活動を増やす
・誰かに頼る

体からアプローチする メンタルケア

　ストレスが溜まりすぎている人、メンタルが深く傷ついている人は、できるだけ早い修復が必要です。ほうっておくと「うつ病」になりかねません。体をほぐすことで、心もケアしましょう。

「深く呼吸する」「体の緊張を解く」

　忙しい女性は息が浅く、体がカチカチになっています。深い呼吸でほぐしましょう。

　吸う時には交感神経が、吐く時には副交感神経が優位になるので、吐く時間を長くするとリラックスできるというのが基本です。

　ヨガもおすすめです。できれば鏡の無い場所でやりましょう。自分の「姿」ではなく「心と体」に向き合うからです。

▼ いろいろある「呼吸法」の例

- 4秒吐いて、4秒止めて、4秒吸う
- 3秒吸って、6秒吐く
- 息を吐き切った後、4秒吸い、7秒止め、8秒で吐く

　呼吸法もいろいろ。好きな方法を選んで、10〜12回、または5分くらいを、1日3回ぐらいやります。腹式呼吸でなくてかまいません。鼻から吸って鼻から吐きます。

「自律訓練法」でリラックス

1. あおむけに横たわり、体をゆったりさせます。

2. 全身に、ぎゅっと力を入れて、ぱっと力を抜きます。そのまま、ゆっくり腹式呼吸を2～3回します。

3. 軽く目を閉じて、心の中で自分に話しかけます。

   ①気持ちが落ち着いている

   ②両腕両脚が重たい

   ③両腕両脚が温かい

   ④心臓が規則正しく動いている

   ⑤楽に息をしている

   ⑥お腹が温かい

   ⑦額が涼しい

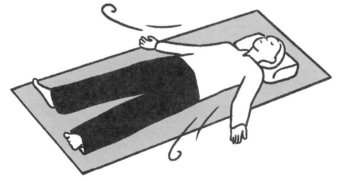

4. ①～⑦の一連が終わるごとに、手をグーパーグーパー（消去動作）し、これを3回続けます。

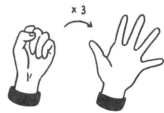

×3

自分でできる
ストレス解消法

　自分なりのストレス解消法を見つけましょう。誰にでもすすめたいのは「睡眠」。質のいい眠りは心と体の傷を癒してくれます。

　あとは、自分で探してみましょう。大事なのは、自分の気持ちが良い方向に変わること。たんに「お風呂に入ればいい」「散歩すればいい」のではなく、「どうしたらこの気持ちが治るか」と考えていくことが大事です。

体を動かす

☐ 散歩、ジョギング
☐ サイクリング
☐ ダンス
☐ スポーツ、筋トレ

リラックスする

☐ いい香りで身を包む
☐ 入浴（サウナ、シャワーも）
☐ 瞑想
☐ 公園でくつろぐ

自然や土に楽しむ

☐ キャンプ、森林浴
☐ ガーデニング
☐ 海や山の景色を見る
☐ 釣り

笑う（笑いは百薬の長）

☐ 落語を聞く
☐ コメディを観る
　（ドラマ、映画、舞台など）
☐ お笑い動画を見る

心地よい会話

☐ 友だちと他愛ないお喋り
☐ 更年期友だちと体験を話す
　（「ああ、あるよね」と言い合うと、
　体験がノーマライズされる）

クリエイティブなことをする

☐ 絵を描く
☐ 詩や小説を書く
☐ 手芸、DIY
☐ 音楽（楽器、歌）

こんな「ストレス解消」には要注意

　自分のネガティブな気持ちを「振り払う」ような方法はNG。一瞬のストレス発散になるだけです。健康に害を及ぼす解消法もしかり。また、何であれ「依存」にならないようにしましょう。

☐ お酒の飲みすぎ

☐ 食べすぎ

☐ スナックの爆食い

☐「ヲタ活」（依存の一種になりがち）

☐ バカ騒ぎ

アートに親しむ

☐ 美術館に行く

☐ コンサートに行く

☐ 陶芸教室に行く

☐ 画廊巡りをする

気分が明るくなることをする

☐ 美容院に行く

☐ 部屋を飾る

☐ 料理をする

能動的に泣く（涙活）

☐ 泣ける本を読む

☐ 泣ける映画や動画を観る

＊気分が良くならないならやめる

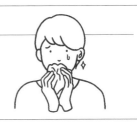

その他

☐ 美味しい食事をとる（栄養だけでなく、満足感も大事）

☐ ペットや子どもと遊ぶ

☐ 読書をする（書店で立ち読みも）

☐ 人間観察をする

メンタル不調の大敵は「不眠」

「睡眠」は心と体を癒します。だからこそ、「不眠」「寝不足」は心身の大敵。理想的な睡眠時間は7時間だといわれます。

　不眠の原因で最も多いのは、精神的な緊張や不安です。「眠ろう」と意識すると中枢神経が覚醒し、かえって眠れなくなるという悪循環もあります。不規則な生活習慣が原因で、睡眠のリズムが崩れている場合もあります。

　精神疾患が原因のことも。特にうつ病の初期には、「不眠」の症状だけが強く出がちです。病気や、治療薬の副反応などで眠れなくなる人もいます。

▼ こんな症状がありますか？

□ 寝つきが悪かった

□ 夜、眠っていて途中で目が覚めることがあった

□ 希望する時間より早く目覚め、それ以上眠れなかった

□ 総睡眠時間は足りなかった

□ 全体的な睡眠の質に満足しなかった

このような睡眠トラブルで、
日中の生活に不調があれば「不眠症」かも！

不 眠 の タ イ プ

▶ 入眠障害

布団に入っても、
30分〜1時間以上、
寝つけない

▶ 熟眠障害

睡眠時間は足りている
のに、眠りが浅く、
熟睡できないので、
日中眠い

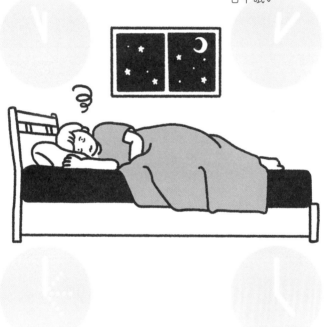

▶ 中途覚醒

夜中に何回も
目が覚め、その後は
寝つけない

▶ 早朝覚醒

朝早く目が覚め、
寝足りないのに、
もはや眠れない

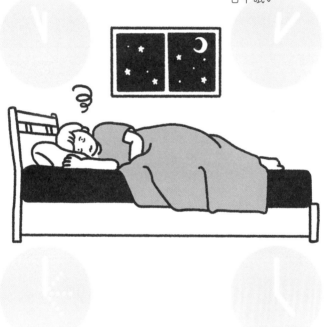

3

快眠を手にするために

朝

□ **毎朝、決めた時刻に起きる**
  - たとえ前の晩、寝るのが遅くなっても!
  - 平日と休日の睡眠時間の差は2時間以内に

□ **起きたら3時間以内に日の光を浴びる**
  - 日光を浴びれば、メラトニン（脳から出る催眠作用のあるホルモン）の分泌量が増える!
  - 室内でカーテンを開けるだけで違う。曇りの日でも効果あり

□ **朝食をとって、体に刺激を与える**
  - せめてバナナ1本と牛乳だけでも!

昼

□ **午後3時までなら昼寝も効果的**
  - 特に夜7〜8時間の睡眠を確保できない人におすすめ
  - 深く眠るのは代謝や深部体温が下がるのでNG! 熟睡せず、短時間（10〜15分）で、うつらうつら程度がよい
  - 昼寝の習慣があるほうが、認知症や心臓病になりにくいというデータも

□ **定期的な運動を**
  - 適度な有酸素運動（ウォーキングなど）で寝つきがよくなり、睡眠が深くなる
  - 午前中よりも、夕方ぐらいの運動が効果的

□ **夏は寝室の壁や床などに日中の熱がこもらないように**
  - 遮光カーテンの利用もおすすめ

夜

□ **寝る1時間前までに、ぬるめのお湯で入浴を**
  - 寝る前に体を温めると、入眠が早くなり、眠りが深くなる
  - 熱めのお湯が好きな人は、夕食前に入ること

□ **体温を調整しやすい素材の寝具を使う**
  - 「吸放湿性」に優れた麻などがおすすめ

□ **寝る直前に、ストレッチとリラックスを**
  - 呼吸法や自律訓練法（p.72〜73）をやる

□ **午前0時までに寝る**
  - 遅く寝るほど、睡眠の質が悪くなる

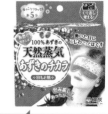

桐灰 あずきのチカラ
目もと用
（小林製薬）

蒸気で温める「アイマスク」はおすすめ。

良い睡眠は、
心と体の健康づくりのきほん

プロに頼ろう！

　不眠対策は、プロに頼るほうが早い場合もあります。睡眠不足で次の日の体調にも影響を及ぼしているようなら、治療を受けるほうがいいでしょう。睡眠を改善すれば、自律神経のバランスも整います。

　不眠外来をはじめ、婦人科、内科、精神科などを訪ねれば、薬物療法や精神療法をしてくれます（84ページ）。「睡眠改善インストラクター」の手を借りてもいいでしょう。

これは避けよう！

□ 睡眠時間は長くても短くてもNG。どちらも心の健康に悪影響を及ぼす（5時間以下、9時間以上の人に、うつの危険）だけでなく、高血圧などの危険性も！

□ 空腹のまま寝るのも、胃もたれするものを食べた直後に寝るのもNG。

□ 寝酒はNG。睡眠後半の眠りを浅くし、夜中に目覚めやすくなってしまうので逆効果。就寝4時間前に、カフェインやアルコールはストップ。

□ 「眠らなきゃ」と自分を追い込むのは逆効果。無理をせず、眠くなってからベッドに移動を。

□ 就寝前の喫煙はNG（就寝前でなくても、禁煙がおすすめ）。

閉経前後を大きく左右する「メンタル」

「女性としての魅力が落ちる」と不安ですか?

閉経を迎えることで「もう若くない」「女性としての魅力がなくなるのでは」と不安に感じる人もいます。

でも、「人としての魅力」も歳とともに変わるもの。磨かれた内面は外に表れるもの。こんなふうに考えませんか?

▶「歳を重ねる」ことはマイナスではない

「Age is just a number」（英語のことわざ）
年齢は単なる数字

▶ 若い時と違う魅力があるはず

「20歳の顔は、自然の贈り物。50歳の顔は、あなたの功績。女は40歳を過ぎて初めて面白くなる」
ココ・シャネル（フランスのデザイナー）

「この世で最も美しい衣装は自信というベール」
ブレイク・ライヴリー（アメリカの女優）

▶ 外見で寄ってくる異性が減るのは悪くない

「自信が最高のアクセサリーよ」 ヴィヴィアン・ウェストウッド
（イギリスのデザイナー）

「若い女は美しい、しかし、老いた女はもっと美しい」
ウォルト・ホイットマン（アメリカの詩人・ジャーナリスト）

もしも肌質や髪質、体質が変わったとしても、それを嘆くのではなく、今の自分に心地いいケアに変えればいいだけのこと。そのためにも、自分の体や心の変化にしっかり向き合いましょう。若い時にはなかった自分の新しい魅力に気づくかもしれません。

「女性性」は異性に担保されるものじゃない

　女性らしさは、パートナーや異性によって裏づけられるものではありません。「男性ありき」の呪縛から離れましょう。
「女性として」という概念にしがみつかなくても、「自分らしいパーソナリティや魅力」を追っていけば、絶対に素敵な成熟した女性になれます。
　自分より年上のロールモデルを探してもいいでしょう。もしかするとパートナーから精神的に自立する時機なのかもしれません。

自分の女性性は、自分で感じて、自分で楽しめばいい

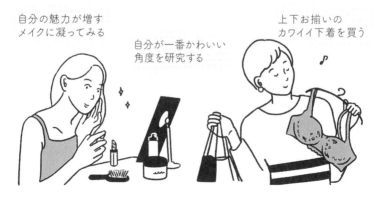

自分の魅力が増す
メイクに凝ってみる

自分が一番かわいい
角度を研究する

上下お揃いの
カワイイ下着を買う

更年期のメンタル、どう乗り越えた？

不眠と神経質でイライラ
夫にあたって夫婦げんかに……

――――――――――――――――――――――― 44歳　M.S

　40代になって、めまい、不眠、神経質に悩まされるようになりました。不眠が続くと疲れが取れず、翌日の仕事や家事も辛くて……（涙）。イライラが抑えられず、子どもの前で夫に大声で怒鳴ってしまったことも。

　不眠と神経質に加えて、考えすぎてしまうようにもなったので、クリニックに行ってみました。軽い眠剤（安定剤）を処方してもらったところ、「お守りとしてある」と思うだけで服用しなくても気持ちが楽になりました。

イライラしたり無気力になったり
体にも心にも更年期症状が……

――――――――――――――――――――――― 53歳　Y.H

　閉経前後の2年間ぐらい、ちょっとしたことでイライラしたり落ち込んだり無気力になったりと、感情の起伏が激しくなりました。

　ホルモンバランスを整えるハーブティーやアロマを活用すると、症状が少しやわらぎました。更年期が終わって元気に過ごしている先輩女性を見ることで、明るい未来を信じることができたのがよかったです。

親の介護でもう限界！
奥歯を嚙みしめていたらひどい頭痛に……

—— 45歳　M.N

40代で、親の介護をきっかけに眠れなくなり、集中力の低下、頭痛などの症状がひどくなり、カウンセリングを受けました。

カウンセラーとのやりとりを通して、自分が子ども時代に厳しくしつけられてきたことから少々のことは我慢して頑張ってきたことに気づきました。奥歯を嚙みしめて無理に笑顔をつくっていて、それが頭痛の原因にもなっていました。

涙活、ストレッチ、家事の軽減などのセルフケアを練習し、「親の面倒を私がみるのは当然」と思い込むのをやめました。次第に「介護は誰にとっても大変なんだから、助けを求めてもいい」と考えられるように。友人や夫に相談し、支えられて親の介護ができるようになると、更年期症状が軽快しました。

慣れない仕事で責任ある立場になり
滝のような汗が流れ……

—— 48歳　A.N

47歳の時、社内の人事異動がありました。責任ある立場になっただけでなく、職種も変わったため、何もわからないのに重要な決定をしなければなりません。間もなく、滝のような汗と動悸、そして肩こりと腰痛に悩まされるようになりました。ストレスが体に表れたのだと思います。

エクオール（126ページ）のサプリメントを飲んだところ、1カ月たたないうちに症状が緩和しました。

専門家に頼ってみよう

婦人科、心療内科、精神科

更年期のメンタル不調には、アドバイスと、さまざまな薬が処方されます。

▼ 更年期の精神症状で処方される薬

女性ホルモン

「ホルモン補充療法」で効果の見られる更年期の精神症状は多い。詳細は134〜143ページを参照。

漢方薬

意欲の低下や抑うつに「加味逍遙散（かみしょうようさん）」など。イライラ、不眠には「抑肝散（よくかんさん）」など。

向精神薬（基本的には精神科や心療内科で処方される）

● 抗うつ薬

脳内の神経伝達物質の機能を回復させ、症状を緩和。気分の落ち込み、気力減退、不安や焦燥感、憂うつ感、睡眠障害、食欲不振、頭重や動悸、胸苦しさなどをやわらげる。うつ病や適応障害で処方されるが、更年期のホットフラッシュの軽減効果が期待できる。

● 睡眠薬、抗不安薬

「睡眠薬」は抗うつ薬で改善されない睡眠障害に、「抗不安薬」は不安感や焦燥感がとても強い時に併用することがある。ベンゾジアゼピン系薬は薬依存、高齢者のふらつき、転倒を起こしやすいので、依存を起こしにくいものや漢方での対応が勧められる。

● 気分安定薬

本来は双極性障害や統合失調症などに用いられるが、抗うつ作用もあり、うつ病の強化治療として、うつ病の再発防止に効果がある。

● 抗精神病薬

強い鎮静作用と気分安定作用があるので、上記の薬剤で効果が出ないほど緊張、イライラ、不安感が強い時に処方される。

公認心理士、カウンセラーなどの心理専門家

考え方にクセがあると気づいた人、長く悩みを聞いてもらいたい人には、プロの心理職もおすすめ。医師の短い診療に物足りない人に。

女性健康支援センター

地方自治体が設置しているもので、医師や心理カウンセラーに無料で相談できます。

第 **4** 章

おもな
更年期症状
と対策

40種類とも80種類ともいわれる「更年期症状」。
不快な症状を、我慢することはありません。
原因を知り、できることをやっていきましょう。
ドクターに頼るもよし、日常生活を変えるもよし、
自分に合った対処法を見つけてください。

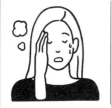

ホットフラッシュ

のぼせ、ほてり、冷えのぼせ

体がカーッと熱くなる

☐ 顔がほてり、大量の汗が一気に噴き出す

☐ 頭や顔が熱くなる

☐ のぼせた後に寒気を感じる（冷えのぼせ）

　顔から始まり、上半身（頭、首、胸）、時に全身が突然熱くなり、時に灼熱感（ヒリヒリ、チクチクし、焼けるような痛み）を抱くのが「**ホットフラッシュ**」。直後に大量の汗が一気に噴き出すことも多く、夜間に寝汗となって表れ、目覚めることも珍しくありません。血圧は上がりませんが、動悸を伴うことがあります。

「汗だけ噴き出す」「ほてりと汗が一緒に出る」など、症状には個人差がありますが、**卵巣摘出で閉経した人や、肥満の人、喫煙者のほうが、頻度が高く、症状が重くなる**傾向があります。また、ストレス・緊張・興奮などで交感神経が高ぶる時や、夏場・冬の暖房・熱いものを食べるなどの「温熱刺激」でも症状が出やすくなります。

　数秒から数分で止まることが多いのですが、まれに1時間続く人もいます。

　閉経前には10〜25％の女性に見られ、閉経前後には60％の女性が経験しています。軽い人は2年以内で消えますが、4〜5年続く人が50％、5年以上続く人は25％、15年以上続く人も10％います。

突然頭が熱くなる「**のぼせ**」の後に寒気を感じる「**冷えのぼせ**」の人もいます。これはホットフラッシュで熱が外に逃げた結果、深部の体温が下がって冷えを感じる現象です。

　ただし、甲状腺の異常が原因になっていることもあるので、婦人科や内科で検査しておきましょう（血液検査で甲状腺ホルモン値は調べられます）。

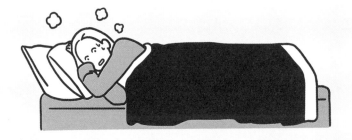

原因

▶ 卵巣機能の低下に伴う**自律神経の乱れ**によるといわれます。自律神経は血管を収縮・拡張させて体温を調整しており、卵巣機能が低下すると交感神経が優位になって、上半身の血管を取り巻く神経が興奮状態になりやすくなっています。

▶ 汗を気にすることで、よけいに熱くなり、汗が止まらなくなることもあります。

　睡眠中にホットフラッシュが起こると、睡眠障害になり、日中に倦怠感を覚えたり、集中力が続かなくなったりします。QOL（生活の質）の低下にもつながるので、治療を受けるほうがいいでしょう。

▶ **体温が上がる「きっかけ」を避ける**

わずかな刺激もホットフラッシュを起こす原因になるので、できるだけ体温上昇のきっかけとなることを避ける。具体的には、室内を涼しくする、熱い飲みもの・アルコール・カフェイン・スパイシーな食品を控える、喫煙をしない、ストレスを避ける、など。

▶ **自律神経を整える**

深呼吸（呼気を長くする、深い腹式呼吸）やアロマでリラックスすることもおすすめ。

▶ **体を冷やさない**

冷えすぎは症状を悪化させる。汗対策と思って薄着をするとか、冷たいものを食べたり飲んだりするなどしがちだが、体の芯が冷えては自律神経が整わず、汗もコントロールできない。

▶ **外出用グッズを工夫する**

大きめのタオルハンカチを常備し、扇子、着替えや化粧道具を持ち歩くなどの工夫を。冷えのぼせの人は、同時に保温対策も。

▶ **吸汗速乾性のある下着や服に**

衣服は熱がこもらない製品を選び、汗を吸いやすく、乾きやすい下着を着る。たとえば吸湿性が低いナイロンやポリエステルのブラウス1枚で大汗をかくと、濡れた服が体に張りつき、人の目が気になったり、乾く時に体温を奪って冷えにつながったりするのですすめない。吸汗速乾性の高い下着や衣服は、登山用品店などでも入手可能。

▶ **周囲に伝えておくほうが得策**

「恥ずかしい」「不快」だという気持ちや、緊張や興奮が症状の引き金になることもあるので、「更年期なのだから、これが普通」ぐらいに開き直るほうが楽になる。

あらかじめ身近な人に「ホットフラッシュがあるの」と症状を伝えてお

くのも、ひとつの手。接客業で突然ホットフラッシュに見舞われた際に、同僚が駆けつけて助けてくれた、などというケースも。

▶ その他

定期的な運動や、肥満の改善も効果的。

🔵 症状が出たときのケア

▶ **熱を逃がす**

靴や靴下を脱いで熱を逃がしたり、水につけたりするのはいいが、冷やす時間が長くならないように、ほてりが収まったらやめる。逆に手足の冷えが伴う時は、温める。

➕ 病院・治療

▶ 婦人科へ行けば、ホルモン補充療法（HRT）、漢方薬、自律神経調整剤などで対応してくれる。**ホルモン補充療法は、最も強力で確実に改善効果がある。**

▶ 精神科で処方される「抗うつ薬」などにも改善効果がある。うつ、不安、不眠など、精神症状が強い場合には、「向精神薬」も効果が期待できる（84ページ参照）。

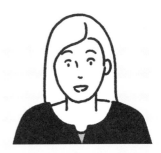

ホルモン補充療法が効果的

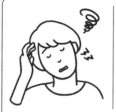

めまい、耳鳴り

浮遊感

雲の上を歩いているような、不快なふわふわ感

- ☐ 体を少し動かすだけで、クラッとする
- ☐ 体がふわふわと浮いているように感じる
- ☐ 地震と間違えるほど「揺れている」と感じる

　めまいには、天井がぐるぐる回っているような「回転性めまい」と、ふわふわ浮いているような「浮動性めまい」がありますが、**更年期に多いのは浮動性のめまい**です。ひどい場合には吐き気を伴い、横になる必要があります。

　更年期女性の約半数に症状が表れるといわれますが、卵巣機能の低下では原因が説明できず、必ずしもホルモン補充療法（HRT）で改善することは期待できません。

　ただし、過剰なストレスや不眠を伴う場合には、充分な睡眠で改善することがあります。

原因 ▶ 自律神経の乱れに加えて、感覚器官の加齢変化やストレスが影響するともいわれますが、更年期のめまいの原因ははっきりしていません。

● 症状が出たときのケア

クラッときたら、その場にしゃがむか、手すりにつかまる。なるべく頭を動かさず、安静に。体の位置を変えた時にめまいがしやすいので、立ち上がる際はゆっくりと。

▶ **疲れを残さない**

睡眠不足や疲れに注意。

▶ **規則正しい食生活を**

特に血行を良くするビタミンE、疲労回復効果のあるビタミンB群を積極的に摂る。ビタミンEは、アーモンドやピーナッツ、くるみなどのナッツ類や、ヒマワリオイル、オリーブオイルなどの油、ウナギ、タラ、ブリなどの魚、豆乳、納豆、油揚げなどの豆製品に多い。ビタミンB1なら豚肉、ビタミンB12なら、しじみなどに多い。

▶ **耳や首の血流を促す**

首をゆっくり、軽いストレッチをかけながら回す。マッサージでリンパの流れを良くする。

▶ 原因によって、耳鼻科、脳神経科、眼科、内科、精神科、婦人科などになるが、わからなければ婦人科へ。そこから他科に紹介されることも。

▶ 壁や天井がぐるぐる回っているようなめまいならメニエール病（177ページ）や良性発作性頭位めまい症の疑いがあるので、まず耳鼻科へ。耳の詰まり感や耳鳴りを伴う時も、まず耳鼻科へ。もし、しびれや麻痺、意識障害などがあれば、救急対応が必要。

▶ 更年期症状なら、メリスロン（めまい止め）、セファドールやアデホスコーワ（内耳循環改善薬）が処方されることが多い。不眠を伴う場合は積極的に漢方や眠剤（安定剤）を使用し、充分な睡眠をとることが有効。

▶ 漢方薬の利水剤（五苓散、半夏白朮天麻湯、苓桂朮甘湯、当帰芍薬散）で改善することもある。ストレス性なら加味逍遙散が有効なことも。

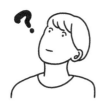

もの忘れ

記憶力・集中力の低下

「もの忘れ」は頻度の高い更年期症状のひとつ

☐ 覚えているはずのものがすぐに思い出せない

☐ テレビに出てくる有名人の名前を忘れる

☐ 目的地に向かう途中で、やることを忘れる

　記憶力は、更年期が始まる頃から大きく落ち始め、閉経を迎える頃にいっそう落ちる傾向があります。**更年期に「もの忘れが多くなった」人は多いのですが**、いわゆる「ど忘れ」、つまり後になれば思い出すという範囲の人がほとんどです。

原因

▶ **エストロゲンの減少**があります。なぜなら、エストロゲンは記憶の中枢である脳の海馬へ働いて、アルツハイマー病で見られる脳神経細胞の"変性"や"死"を抑えたり、病気を促す物質がつくられるのを防いだりする作用があるからです。

▶ **加齢**によって脳が萎縮します。

▶ 更年期に**うつ病**になり、それがもの忘れの原因になることもあります。

▶ **糖尿病**（インスリン不足による高血糖）で起こることも。血糖値を下げるインスリンは記憶力にも関係しているからです。

▶ もの忘れに影響する事柄としては、ホットフラッシュ、不眠、倦怠感、抑うつ症状、職場や家庭の環境などもあります。**脳の過労**だという説もあります。「スマホ依存」で、もの忘れが激しくなることも。

▶ **脳の前帯状皮質（ACC）を鍛える**

ACCとは、海馬にある記憶を活性化する部分。日記をつけるとか、思い出せないことを粘って思い出すなどすると記憶が強化され、ACCが鍛えられる可能性がある。

▶ **血糖値を上げない生活を**

血糖値が高めの人は、糖分を摂りすぎず、適度な運動をする。

▶ **こまめにメモする**

対策のひとつは「メモ魔」になること。読んだ本や観たテレビの感想なども記す習慣をつけると、その刺激が認知能力を維持するといわれる。

▶ **日常の生活を意識する**

「生活のマンネリ」は症状を悪化させるので、新しいことに挑戦するのも手。逆に、「無意識」には要注意。「家を出たら鍵をかける」など、いつも意識せずにやっていることを、一つひとつ「鍵をかける」と意識してやっていく。

➕ 病院・治療

▶ 閉経後早い時期までなら、ホルモン補充療法（HRT）が有効なこともある。

▶ 病的なもの忘れ（最近の出来事が思い出せない、体験した出来事を全部忘れる、など）だと思ったら、脳神経科へ。認知症の診断なら、心療内科や精神科でもしてくれる。

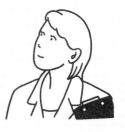

「記憶力は落ちたけど、語彙力、常識力、精神力……、高くなった能力もある！」と思おう

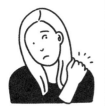

肩こり、首こり

腰や背中の痛み、筋肉の張り

がんこな肩こりで、体も心もコチコチに

☐ 肩や首のこりがひどく、頭が痛くなることも

☐ 背中など、あちこちの筋肉が張り、痛む

☐ 腰が重く、だるくなる

若い頃には「肩こりには無縁」だったのに、更年期になると「がんこなこり」に悩むようになった、という人は多いのです。

原因のひとつは女性ホルモンの減少ですが、症状の引き金になるのは、血流を悪くする「姿勢」や「生活習慣」です。日頃から「血行が良くなる」ことを意識して生活するといいでしょう。

原因 ▶ エストロゲンの減少によって、**血流が悪化**しています。筋が低酸素状態になって、痛みが生じるのです。

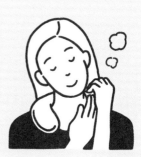

温めるのは効果的

♥ セルフケア

▶ **姿勢を正し、軽い運動を**

引き金は姿勢や運動不足などの生活習慣。同じ姿勢を長時間続けないように。首を伸ばすようなストレッチも取り入れて。

▶ **関節を動かす**

ゆっくり、大きく、深呼吸をしながら、関節を動かす。筋肉の緊張がほぐれるように。

▶ **肩や首を温める**

こりは蒸しタオルや温湿布などで温めると少し楽になる。ゆっくり入浴して血行を促進するのも効果的。

▶ **体を揺らす**

バランスボールやストレッチポールなどで体を揺らすだけでも効果あり。デスク作業は1時間に1回は手を休め、手足の力を抜いて揺らす。

▶ **日常的にセルフケアを**

体が緊張すると"こり"が進むので、いつも緊張を強いられる状況の人は、上記のセルフケアを日常的に。

✚ 病院・治療

▶ 眼精疲労や老眼が原因の場合もあるので、思い当たるなら眼科に。

▶ 肩こりの原因は、頸椎の病気、高血圧、心筋梗塞の可能性があり、背中の痛みは肺、胃腸、膵臓の病気の可能性がある。腰や背中の痛みは骨粗鬆症や脊椎の変形で神経が圧迫されている可能性も。

▶ 姿勢を変えたり動いたりして痛みが変わるなら、整形外科へ。

▶ ホットフラッシュなど他の更年期症状もあれば、ホルモン補充療法（HRT）が有効なこともある。

▶ 漢方では、葛根湯（肩こり、緊張型頭痛）、五積散（腰痛）、当帰芍薬散が有効。

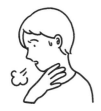

動悸、息切れ

喉の詰まり、手の震え

きっかけもなく起こる胸のドキドキ

☐ 急に胸が苦しくなる、鼓動が速くなる、息苦しくなる

☐ 手が小刻みに震える

☐ 喉にものが詰まっているように感じる

　激しい運動をしたわけでもないのに、突然前触れもなく胸が苦しくなったり、原因が思い当たらないのに胸の鼓動が速くなったり、息苦しくて深い呼吸ができなくなったりすることがあります。喉に何かが詰まっているように感じたり、何もしていないのに手がプルプルと小刻みに震えたりすることも。睡眠中に激しい動悸がして、驚いて目が覚めることもあります。

　残念ながら、特効薬はありません。「心臓の病気かも」などと不安になると症状が悪化するので、「これも更年期症状」だと思って、気持ちを楽にもつようにしましょう。

原因

▶ **自律神経の乱れ**によるものです。自律神経は心臓の脈動もコントロールしているからです。

▶ 不安や気持ちの落ち込みも引き金になります。

♥ セルフケア

▶ **自律神経のバランスを整える**

神経を興奮させることや、過労・寝不足を避ける。睡眠を充分にとり、生活に楽しみを見つけ、上手に気分転換を。カフェインやアルコールの摂りすぎに注意。喫煙はNG。

▶ **呼吸が整うことをやってみる**

横隔膜を動かす腹式呼吸をしてみる。ヨガ、ピラティス、マインドフルネス（瞑想）なども効果的。

▶ **ストレスを抱えないように**

「不安」や「気持ちの落ち込み」など、メンタル要因も引き金になるので、ストレスを抱えないように意識する（70～75ページ参照）。

✏ 症状が出たときのケア

▶ 深呼吸をして、気持ちを落ちつかせる。

▶ 過呼吸になったら、紙袋を口にあてて自分の息をゆっくり吸い込む。紙袋が無ければ、両手で口と鼻を覆ってゆっくり呼吸を。

✚ 病院・治療

▶ 心臓（狭心症、心筋梗塞）・呼吸器・血管の病気の可能性もあるので、症状が表れたら検査を。通常の動悸、息切れは循環器内科だが、更年期ならまず婦人科に。

▶ 更年期症状なら、自律神経調整剤や漢方薬（半夏厚朴湯）などが処方される。ホルモン補充療法（HRT）を試してもよい。

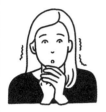

冷え

いつも手足が冷たい

☐ 指先が氷みたいに冷たい

☐ 足先が冷えて眠れない

もともと女性に多い「冷え」。更年期になると、冷え性でなかった人にも冷えが出始め、もともと冷え性の人はさらに症状が強くなりがちです。

そして更年期には、**ほてりやのぼせに冷えが伴うことが多い**のです。たとえば、ホットフラッシュの直後に冷えが出たり、足が冷えているのに顔がのぼせたり、といった現象です。

更年期で交感神経が興奮した状態では、内臓を守るために、内臓の血液を増やそうとした結果、手足などの末端の血管が収縮し、血流が減ります。特にエネルギーを生み出す筋肉の量が減る更年期には、手足の冷えが深刻化しやすくなります。

冷えは、頭痛、肩こり、下痢、腰痛、不眠、月経痛などにつながります。**交感神経が高ぶる原因（家族や職場の人間関係、過労、昼夜逆転）があるかどうかを振り返り、それを取り除ければベスト**。過剰な交感神経の興奮が続くと、さらなる心身の不良を引き起こします。

原因

▶ 自律神経の乱れによる**血流障害**です。交感神経が優位になると、末梢の血管が収縮して血行不良となり、冷えを感じるのです。

▶ **エストロゲンの減少**で、血管を拡張する物質（酸化窒素）の分泌も

減ります。

▶ **筋肉量が減少**することで、エネルギーの産生も減ります。座った姿勢が大半を占める生活習慣と運動不足が、それに拍車をかけます。

♥ セルフケア

▶ **大きな筋肉を使う**
こまめに体を動かし、適度な運動を心がける。大臀筋や大腿四頭筋などを意識的に使って熱を生み出すように。スクワットなどを毎日続けるのも効果的。

▶ **「首」がつく部位を温める**
保温効果が高い素材の服を選ぶ。血行を促す効果がある遠赤外線配合のものがおすすめ。保温性が高いもので「首」「足首」「手首」などを温めて。

▶ **血行を促す食材・体を温める食材を摂る**
ビタミンEや鉄分が不足すると血行が悪くなるので、積極的に摂取を。野菜には体を冷やすもの（キュウリなど）と体を温めるもの（ニラ、ネギなど）があるので、温めるものを多く摂る。

▶ **冷えはその日の夜にリセット**
夏でもシャワーですませずに、ぬるめのお風呂に入る。冬は睡眠中にも手足が冷えるので、レッグウォーマーなどを着けて寝る。

✚ 病院・治療

▶ 冷えの原因が心臓病、甲状腺機能低下症（159ページ）などの可能性もあるので、確かめるためにも内科か婦人科へ。

▶ 更年期によるものなら、ホルモン補充療法（HRT）、漢方薬などで治療される。

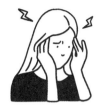

頭痛

☐ 頭が締めつけられるように、圧迫されるように痛む
☐ こめかみや頭の片側がズキズキ痛み、動くとつらい
☐ 光が見える前兆があったり、吐いたりする

　頭痛には大きく2つのタイプがあります。頭の両側や全体が締めつけられ圧迫されるような痛みや、ヘルメットをかぶったように頭が重くなる「緊張型頭痛」。こめかみや頭の片側がズキズキ痛み、動くとガンガン響いてつらく、光が見える前兆や吐くこともある「片頭痛」です。

　更年期には頭痛を訴える人が多いのですが、**閉経前と後とでは、頭痛の種類・頻度が異なります**。「片頭痛」は閉経に向かってエストロゲンの変動が激しくなっている時期に悪化しますが、閉経後は軽快します。「緊張型頭痛」は閉経後に悪化することが多いのです。

原因

▶ **片頭痛**は、緊張やストレスで収縮した血管（動脈）が拡張することで、動脈に併走している神経を圧迫して起こるといわれます。ホルモン変動と関連し、エストロゲンが急減少する月経直前や閉経前に起こります。緊張から解放されてホッとした時、休日の寝すぎや過度のリラックス、熱いお風呂やサウナに入ることなども誘因になります。

▶ **緊張型頭痛**は、肩・首・頭皮の筋肉のこりによる血行不良で起こることが多いのです。ですから、肩こりなどが悪化しやすい閉経後に悪化するケースが多く見られるのです。

▶ **適度な睡眠が大切**

まずは体をいたわること。睡眠を適度にとって、疲れを取る。

▶ **頭痛薬を飲む**

頭痛薬を飲むのはOK。ただし、市販の頭痛薬なら、「鎮痛剤依存症」にならないように1カ月10錠までにする。

▶ **片頭痛の場合**

・頭を冷やしながら、暗くて静かな場所で横になって、光や音の刺激を避ける。

・アルコールやカフェインの摂取を控える。

・「低血糖」の要因となる朝食抜きやダイエットをやめる。

・生活リズムの乱れを立て直す。

・休日の寝すぎやリラックスしすぎること、熱いお風呂やサウナなどにも気をつける。

▶ **緊張型頭痛の場合**

・温めて、マッサージをして、血流を促す。

・首や肩のこりがあれば、こっているところをほぐす。

・ストレッチや適度な運動をする。

・長時間のパソコン作業は控える。

➕ 病院・治療

▶ **鎮痛剤の量が増えたり、効果が無かったりする場合は、** 頭痛外来、神経内科、脳神経外科を受診する。

▶ めまいや吐き気を伴う頭痛、突然の激しい頭痛、閉経後にも治らないで続く頭痛には、専門的な検査が必要。くも膜下出血や脳腫瘍など脳神経系の病気でも頭痛は起こるので、心配なら精査を受けるほうがよい。

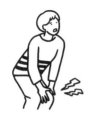

手足のこわばり

手足の変形、関節痛

関節系のトラブルは悪化しがち

☐ 関節がこわばり、体中が痛む

☐ 肩が痛くて、手が動かしにくい

☐ 膝、股関節、足首などに違和感がある

　関節が鳴るような症状から、肩・肘・手首・手指・膝などの関節痛やこわばりに発展することがよくあります。朝、起きた時にはこわばっていても、時間がたつにつれて元に戻ることがほとんどですが、悪化する場合もあります。階段の上り下りがつらくなることも。

　関節痛には、冷やすべき時と冷やしてはいけない時があります。マッサージも、していい部位といけない部位があります。更年期症状なのか、自己免疫疾患の「リウマチ」なのか、はっきりさせる必要があるので整形外科か婦人科を受診してください。

　長時間のパソコン使用で悪化することもあります。

　指の第一関節が赤く腫れたり曲がったりする「ヘバーデン結節」も、更年期症状です。

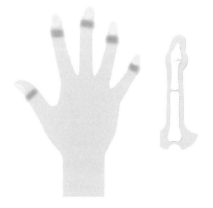

ヘバーデン結節
（第二関節に出る「ブシャール結節」もある）

▶ **エストロゲンの減少**です。エストロゲンは関節や腱などを覆っている膜に作用して、関節を柔らかくし、関節の可動域を保っています。それが少なくなることで関節がスムーズに動かなくなり、そこに何らかの炎症が起こると腫れて痛みも出るのです。

♥ セルフケア

急な症状なら冷やしたり整形外科に行ったりして処置する。炎症が収まったら関節が固まって動きにくくならないように下記のケアを根気強く。

▶ **マッサージする**

検査で「病気ではない」とわかれば、しびれている部分を自分でマッサージ。腕から指先にかけてゆっくりマッサージするのも効果的で、夜に手指のマッサージをすると朝の症状が軽くなる。整体もOK。

▶ **血行を促すように体を動かす**

散歩、水泳、水中ウォーキングなどの全身運動で血流の促進を。入浴で温めるのもいい。

▶ **血行を良くする食材を摂る**

ビタミンB群、血管を丈夫に保つビタミンC、ホルモンの代謝を活発にするビタミンEなどが含まれた食品を積極的に摂る。特にビタミンB12には、神経の過敏な反応を調整する作用がある。

✚ 病院・治療

▶「しびれ」は頸椎・腰椎の変形や脳の病気が原因だったり、「指先のこわばり」は関節リウマチや手根管症候群などの病気だったりするので、確認のために必ず**整形外科や神経内科**へ。

▶ エストロゲンの減少が原因で症状が軽ければ、時とともに改善することもある。ホルモン補充療法（HRT）で完治する人もいるが、HRTでも変形した指を元に戻す効果は無い。

▶ 初期の指関節痛には、「エクオール」（126ページ）も効果がある。

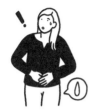

尿のトラブル

頻尿、尿漏れ

トイレの悩みには「骨盤底筋体操」が助けに

☐ トイレが近くなる（頻尿）

☐ 尿意がないのに突然漏れる（尿漏れ、尿失禁）

　膀胱や尿道の粘膜も、加齢とともに萎縮して薄くなるため、少ない尿でも尿意を感じやすくなります。

　笑った時やくしゃみ、上下に動く運動で漏れる「腹圧性尿失禁」や、我慢しきれず漏らしてしまう「切迫性尿失禁」がありますが、閉経期には両方のタイプが混在する「混合性尿失禁」が多くなります。

　さまざまな要因が重なって起こるので、ホルモン補充療法（HRT）での改善は期待できません。**セルフケアのおすすめは「骨盤底筋体操」**（106ページ）です。

　外出前には水分を控えめに。トイレの時間を考えて、スケジュールに余裕をもたせましょう。尿失禁には専用の「吸水パッド」もおすすめ。

原因

▶「腹圧性尿失禁」は**骨盤底筋**（骨盤内にある膀胱や子宮などを支える筋肉）**の緩み**です。エストロゲンの減少、出産による骨盤底筋の損傷、便秘・肥満による内臓脂肪や子宮筋腫・卵巣腫瘍の増大による腹圧上昇、加齢による筋力低下などで外尿道括約筋が弱くなります。

▶「切迫性尿失禁」は**膀胱筋肉の過活動**が原因です。頻尿と同じく、膀胱に働く神経の作用によるもので、「過活動性膀胱」として診断されます。

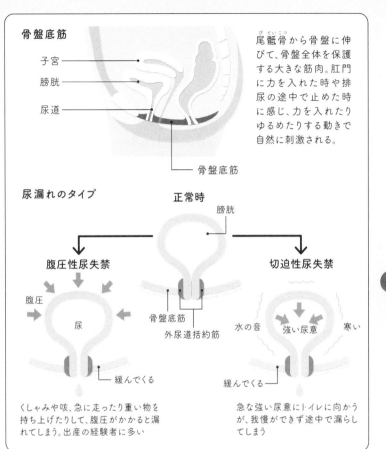

骨盤底筋

子宮
膀胱
尿道
骨盤底筋

尾骶骨から骨盤に伸びて、骨盤全体を保護する大きな筋肉。肛門に力を入れた時や排尿の途中で止めた時に感じ、力を入れたりゆるめたりする動きで自然に刺激される。

尿漏れのタイプ

正常時
膀胱

骨盤底筋
外尿道括約筋

腹圧性尿失禁

腹圧
尿
緩んでくる

くしゃみや咳、急に走ったり重い物を持ち上げたりして、腹圧がかかると漏れてしまう。出産の経験者に多い

切迫性尿失禁

水の音　強い尿意　寒い
緩んでくる

急な強い尿意にトイレに向かうが、我慢ができず途中で漏らしてしまう

＋病院・治療

▶ 切迫性なら薬で膀胱筋肉の過敏な働きを抑えられる。効果がなければ、電気や磁気で膣や腸から骨盤底筋や陰部神経を刺激する治療も。

▶ 膣壁の下垂や、子宮下垂・子宮脱（166ページ）などを伴わない腹圧性尿失禁なら、泌尿器科での手術が有効。

▶ 排尿痛や残尿感もあれば膀胱炎かもしれないので泌尿器科へ。

▶ ホルモン補充療法（HRT）では改善しない。

骨盤底筋体操

腹筋には力を入れずに、肛門・膣・尿道を締める体操
1回3〜5分、1日3回、
いつでもできる「ながら」エクササイズ

　他の筋肉と同じように、骨盤底筋も定期的に運動させないと弱り、機能が衰退します。そうなると、尿失禁、子宮脱などが起こってしまいます。

　よく鍛えられた骨盤底筋は、蛇口のように動き、すばやく締めたりゆるめたりできます。

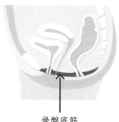

骨盤底筋

　「骨盤底筋体操」で骨盤底筋群が鍛えられれば、尿道の締まりが良くなって、排尿の開始を食い止める反射が強化されます。つまり尿漏れに有効なのです。

　ただし、**腹圧を加えてはいけないので、専門医に指導してもらう必要**があります。間違ったやり方にならないように、やり始める時には必ず医師の説明をよく受けてください。

　「膣コーン」を使って、正しい動作ができているか、収縮の強さはどうか、などを評価・指導してくれる泌尿器科もあります。

　効果が出るまでに2〜3カ月、毎日やらなければいけません。時々やっても効果はありません。効果が出るまで2〜3カ月頑張ってください。

基本

まずは、骨盤底筋をうまく動かせるかどうかを確認しましょう。

あおむけになり、両脚を軽く開き、両膝を立てます。体の力を抜いて。

指先で肛門の縁に触れながら、肛門括約筋の収縮を感じてください。息を吸いながら肛門を締め、3〜5秒間数えたら、息を吐いて全身の力を抜きます。膣でビー玉をつかみ、上に持ち上げるイメージです。

コツがつかめたら、基本の動作を10回1セット、または1クールを3〜5分間、1日に最低3セット以上やります（多ければ多いほどいい）。

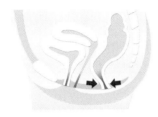

❶肛門をぎゅっと締めます（おならをこらえる感じ）

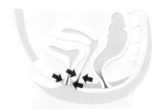

❷膣と尿道を締めます（おしっこを我慢する感じ）

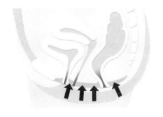

❸肛門・尿道を引き上げるように、骨盤底筋全体を持ち上げます（前のほうに引っ張られる感じ）

❹そのまま10秒間、骨盤底筋を締めます。この時、お腹、足、腰などに力を入れないように

応用

あおむけでできるようになったら、椅子に座っている時や、電車などで立っている時にもできるようになります。骨盤底筋が収縮していることを自覚できる姿勢でやりましょう。

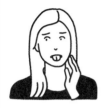

ドライマウス

口や喉が乾いて気持ち悪い

☐ 口の中や喉が乾いた感じがする

☐ 舌がヒリヒリと痛む

☐ 乾いた食べ物が食べにくい、味がわからない

　口の中はいつも唾液（だえき）で潤っていて、それが食べ物の咀嚼（そしゃく）を助け、虫歯や歯周病を防いでいます。この唾液の分泌が減って、口の中が乾いてしまった状態が「ドライマウス」です。

　ドライマウスになると、虫歯や歯周病になりやすくなりますが、それだけではありません。歯と舌などがこすれて小さな傷ができて、舌が痛くなることもあります。また、「食べ物が飲み込みにくい」「食べ物の味がわかりにくい」「発音がしにくい」「口臭がきつくなる」といった症状も出てきます。

　ストレスで緊張が高まると、唾液の分泌量が低下するので、できるだけリラックスを心がけましょう。

▶ 唾液腺や口腔粘膜に「エストロゲン受容体」があるため、**エストロゲンの分泌**が減ることで、唾液が減少します。

▶ 唾液の分泌は自律神経に支配されているため、**ストレス**の影響を受けると分泌が充分でなくなります。

▶ 上のどちらかが原因になる場合と、複合的に起こる場合の両方があります。

♥ セルフケア

▶ **唾液の出る食生活を**

噛みにくいからといって柔らかいものばかり食べていると唾液は出にくくなる。ゆっくり、よく噛むことを心がけて、噛む回数を増やす。

▶ **舌と歯のケアを**

横になっている時、寝ている時は唾液の分泌が減るので、就寝前に専用の保湿ジェルなどを舌に塗るといい。定期的に歯石を除去して、虫歯を防ぐことも大切。

▶ **唾液腺マッサージを**

顔の顎下腺・耳下腺・舌下腺を押さえて、
唾液を出す。

耳下腺

耳

舌

舌下腺　　顎下腺

✚ 病院・治療

▶ 糖尿病、甲状腺疾患（158ページ）、シェーグレン症候群（178ページ）、うつ病などの精神疾患、唾液腺疾患など、他の病気が原因で「口腔乾燥症」が起こることもある。服薬中の薬の副作用の可能性もあるので、口腔外科の医師に相談すること。

▶ 口腔外科の中に「口腔乾燥外来」を設けている病院もある。

▶ 舌が痛む「舌痛症」があれば、舌がん、潰瘍、口腔カンジダ症のスクリーニングが必要になる。

▶ 漢方療法、向精神薬の処方、認知行動療法なども。

▶ ホルモン補充療法（HRT）が有効なこともある。

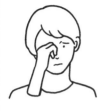

ドライアイ

目がショボショボしたりゴロゴロしたり

☐ 目が乾いてかすむ、急に涙が出る
☐ 目が疲れ、奥のほうが痛む

　涙が不足して目が乾き、目の表面の粘膜が荒れた状態。イメージは「目の肌荒れ」で、ひどくなると目を開けているのもつらくなります。

原因

▶ **エストロゲンの減少**や**加齢**で、涙の分泌量も減ります。涙の性状の劣化や老眼も相まって目の負担が大きくなり、不快感も。

▶ 携帯やPCなどで目が**ブルーライト**に長時間さらされていること、コンタクトレンズの使用も一因です。

▶ うつやPTSD、睡眠障害など、精神障害も指摘されています。

♥ セルフケア

▶ ホットタオルを当てる。

▶ 目のまわりのこりをほぐすマッサージで、涙腺を刺激する。

▶ 目の網膜のたんぱく質に働きかけるアントシアニンを積極的に摂取。

✚ 病院・治療

▶ まずは眼科へ。人口涙液、ヒアルロン酸が入った点眼薬、眼軟膏などで治療することが多い。

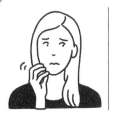

肌のかゆみ

更年期には肌質が変わることも

☐ 目や口の周囲がカサカサする

☐ お風呂上がりに体中がかゆくなる

皮膚の水分やコラーゲンが減少するので、肌にも乾燥トラブルが表れます。脂性だと思っていたのに肌質が変わり保湿剤を塗ってもすぐ乾くとか、全体的には乾燥し部分的に脂っぽくなるとか、それまでの服がかゆくて着られないだけでなく、かぶれることもあります。

原因

▶ 皮膚の老化と**エストロゲンの減少**です。皮膚のコラーゲンやヒアルロン酸が減り、皮脂の分泌も減少、乾燥が進みます。肌の弾力だけでなく、バリア機能も落ちたことで刺激を受けやすくなり、ささいなことでかゆみを感じます。

▶ 外陰部のかゆみは、毎回のウォシュレット使用や入浴時の**洗いすぎ**かも。皮膚の保護膜をつくっている皮脂が洗い流されてしまいます。

♥ セルフケア

▶ まずは顔も体もスキンケアで保湿を。それまで合っていた基礎化粧品では不充分になることもあるので、敏感肌用を試すのも手。

▶ 強い紫外線や寒風にさらさないように。かゆくても掻くのはNG。

✚ 病院・治療

▶ 軽くても皮膚科へ。内臓の病気かもしれないので、検査も受けて。

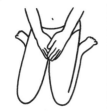

膣の乾燥

性交障害

膣の潤いが感じられない

□ おりものが減ってくる

□ 性交すると痛みがある

　更年期の後半になると、膣粘膜は萎縮して、柔軟さや伸び広がる力が弱くなり、膣粘膜が薄くなります。それに伴って膣の中は狭くなり、子宮頸管腺というところや膣壁からの分泌物（膣潤滑液）が減少し、潤いがなくなります（分泌不全）。

　潤滑液が減れば、性交時に痛みを感じます。性交痛はパートナーに言い出しにくいものですが、性器の挿入を伴わない性の営み（スキンシップなど）を提案するなど、パートナーの理解も得られるように話し合うことが必要でしょう。

原因

▶ **エストロゲンの減少**によって膣の皮膚や粘膜は薄くなり、分泌物も減少します。

▶ 本来、膣内は弱酸性ですが、**膣内環境が中性化**することで膣の自浄作用が弱まり、細菌の繁殖や炎症といったトラブルが発生します。その結果、外陰部不快感（乾燥感）、かゆみ、ヒリヒリ感、性交痛などを生じます。

▶ **心理的要因**も考えられます。

▶ **洗いすぎに注意**

外陰部の症状は洗いすぎで悪化するので、洗いすぎないように。ウォシュレットをやめ、ワセリンなどで保護膜を。洗う際には、アルカリ性の強い石鹸やボディソープではなく、専用の洗剤で洗うとよい。

▶ **保湿は専用の製品で**

デリケートゾーンに使える「保湿液」などのグッズも活用できる。

▶ **市販の膣潤滑剤も**

膣の内外に塗れる市販薬もある。ただし、ホルモン剤なので、長期間使うようであれば医師に相談を。

▶ 婦人科では、性交痛、膣の乾燥感、外陰部症状に対して、幾つもの対応をしてくれる。膣保湿クリームや膣潤滑剤を塗ったり、エストロゲンの膣錠を投与したり、軟膏などを処方したりすることなどから始められるが、効果が弱ければホルモン補充療法（HRT）もおこなわれる。

▶ うつや睡眠障害、心理的な要因も大きいので、パートナーへのアプローチを含めて多面的に対応してくれる場合もある。

外陰部に塗れる市販薬も
（大東製薬工業株式会社）

疲れる、だるい

慢性的な疲労感

☐ 疲れるようなことをしていないのに疲れ、なかなか取れない

☐ 時間があるとソファなどに横になっている

更年期に特有の疲労や倦怠感があります。

原因 ▶ **女性ホルモンの減少**や分泌の不安定による**自律神経の乱れ**、体力の低下に見合わない**労働量**、強い心身**ストレス**などが複合要因。

♥ セルフケア

▶ 生活パターンを早寝早起きに。就寝時間を一定にし、充分な休息をとり、朝起きたら太陽の光を浴びて体内時計をリセットしよう。

▶ 特にビタミンB群、ミネラル（亜鉛、鉄、カルシウム、マグネシウム）不足に注意。疲労物質を分解するクエン酸（酢や柑橘類）もおすすめ。

▶ 精神的なストレスには早めに対処を。

▶ 疲れていても、横になって過ごすより、体や気持ちを適度に動かすほうがよい。

✚ 病院・治療

▶ 疲労感や倦怠感は、貧血、内臓や甲状腺の病気、うつなどでも起こるので、早めに検査を。婦人科では、ホルモン補充療法（HRT）、漢方薬などを処方してくれ、生活のアドバイスをしてくれる。

▶ 心のストレスが原因なら、心理カウンセラーにかかるのもいい。

第 **5** 章

4 つ の 治 療 法

医療に頼るほうが、早く快方に向かいます。
といっても、処方はいろいろ。
症状はもちろんですが、年齢などによっても
ベストな治療法は変わってきます。

複数の更年期症状があればクリニックへ

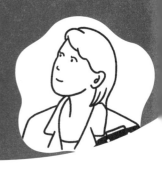

いい「婦人科」は百人力

　更年期症状（18、56ページ）に当てはまり、つらいのであれば、どうか一人で悩まないでください。「これは更年期症状かも？」と思い当たるふしが**複数**あり、「つらい」と感じていたら、ぜひ受診を。「肩こりがひどいから整形外科へ」「頭痛がひどいから内科へ」などと症状に合わせた診療科に行くのもいいのですが、無月経、月経不順、ホットフラッシュなどもあれば「婦人科」「レディースクリニック」「ウィメンズクリニック」などと標榜する医療機関に行きましょう。女性の体を総合的に診てくれる、心強い専門科です。

　ただし、婦人科も「妊娠・出産」「更年期症状」「腫瘍」と、力を入れている分野が分かれています。「更年期」の治療に対応できるかどうかは、次のようなポイントを参考にしてください。

□「女性外来」「更年期外来」とうたっている
□医師が日本女性医学学会に所属している
□医師が更年期治療の経験を積んでいる
□「メノポーズカウンセラー」「シニアメノポーズカウンセラー」の　有資格者が勤務している

初診で「更年期に起こる不調は仕方がないから我慢しなさい」などと言われたら、そこは避けたほうがいいでしょう。ちゃんと話を聞いて、治療方針を立ててくれる医師を見つけましょう。信頼できるドクターに出会えれば百人力です。

セカンドオピニオンもためらわない

医師の言葉に疑問を感じるようなら、セカンド（サード）オピニオンを求めて違うクリニックや病院に行ってもいいのです。気持ちよく紹介状やカルテのコピーを持たせてくれる医師は増えています。

ただし、次のことを忘れないでください。

□ すでに治療を始めていたら、黙って転院しない（治療の結果が出るまで待つ）

□（行った先で）他のドクターにかかっていたこととともに、前医の診断・検査結果も伝える

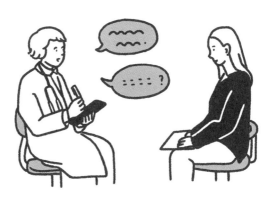

初めて受診するとき

できるだけ自分の体調を客観的に説明できるように、準備してから行きましょう。

▶ 記録して行きたい「基礎体温」

基礎体温を測るのは、妊娠・避妊計画のためだけではありません。特に閉経前で月経不順になっている人は、体温を基礎体温計（婦人用体温計）で記録するといいでしょう。

基礎体温は、低めの「低温期」と、黄体ホルモンによって高めになる「高温期」があります（41ページ参照）。閉経に近づくと、排卵が無いまま月経になることも多くなります。その場合には、高温期が無くなり、低温期が続きます。

▶ 問診で聞かれること

初診では、「問診」があります。更年期症状がいつ、どのように出たかも、記録して行くといいでしょう。

問診では、次のようなことを聞かれます。

・最初の月経（初経）はいつか？
・最近の月経の様子はどうか？（周期、量、痛みなど）
・結婚歴
・性体験の有無、妊娠・出産歴
・病歴
・女系家族（祖母、母、おば、姉妹）の婦人科系の病歴

▶ どんな「検査」で何がわかる？

　問診の後は、気になる症状の原因が「更年期のせい」なのか、それとも「別の原因がある」のかを判別するために、各種の検査がおこなわれます。血液で各臓器の機能を調べる「血液検査」と、子宮・卵巣・膣の状態をチェックする「内診」「経膣超音波検査」です。子宮がん検査では、「頸部・体部細胞診」があります。

おもな検査

血液検査

採血をして、血液中のホルモン値（卵巣機能、甲状腺機能）、コレステロール値、中性脂肪値、肝機能、腎機能、糖尿病や貧血の有無などを確認します。

子宮・卵巣の検査

超音波（エコー）検査で得た画像や、細胞診をもとに、子宮頸がん、子宮体がんなど、婦人科の良性・悪性疾患の有無を調べます。

乳房の検査

触診、マンモグラフィ、超音波（エコー）検査で、乳がんの有無を確認します。施行するのは乳腺科です。

その他の検査

骨量検査（骨粗鬆症の検査）、血圧、心電図、心理テストなどがあります。

　　*検査内容は各自の症状や医師の治療方針によって異なります。

　基本的には、「問診」「血液検査」「細胞診」「内診」「経膣超音波検査」の結果から総合的に判断して診断が下され、個々人に応じて治療方針が決められていきます。

採血でわかる女性ホルモンの分泌量

　閉経が近づくと卵巣機能が徐々に低下し、女性ホルモンの量も変化します。そのため、更年期障害の診断には、まず採血で血中の女性ホルモン量を調べます。

　血液検査で確認するのは、女性ホルモンの「エストラジオール（E2）」（45ページ）、排卵後にたくさん分泌される「黄体ホルモン」、エストロゲンの分泌を促す「卵胞刺激ホルモン（FSH）」、排卵を促す「黄体形成ホルモン（LH）」などのホルモン量です（48ページ参照）。

▶ **ある程度なら「閉経」の判断も……**

　無月経が12カ月間続けば、最後の月経時が閉経年齢となるわけですが、それまでは閉経したかどうか本人にはわかりません。ただし、検査をすれば卵巣機能が調べられるので、閉経しているか、または閉経に近い状態かどうか、医師には推測がつきます。

●最後の月経から12カ月経過していない場合

　エストラジオール（E2）の値が高くても、卵胞刺激ホルモン（FSH）値が上昇（20以上）していれば、閉経に近い卵巣機能低下が始まっていると推測されます。

●子宮摘出などで月経が無い場合

　エストラジオール（E2）の値が20pg/ml 以下、卵胞刺激ホルモン（FSH）値が40mIU/ml 以上なら、閉経していると考えられます。

▶ とはいえ見極めは難しい「更年期」

「更年期かどうかはホルモン値でわかる」といわれますが、そう簡単ではありません。

　E2値とFSH値は交互に低下と上昇を繰り返しているので、1回の測定値だけでは「閉経前の卵巣機能の低下状態」を確認できないこともあるのです。

　月経がある人は、できれば月経周期の3〜5日目（41ページ参照）に測定してもらいましょう。その時期なら機能低下が確認しやすく、たとえばFSH値が上昇していなくてもE2が異常に高ければ、閉経が近いと推測されます。

　なお、45歳以上で複数の症状があれば、「閉経前の卵巣機能低下状態」が確認できなくても、更年期症状として漢方などで治療してもらえます。

閉経を迎える時期なら検査を

　子宮、卵巣、乳房の病気はそれぞれ発症のピークは違うものの、どれも35歳以上で罹患率が上昇するので、できればそれらの検査も1年に1回は受けておくほうが安心です。

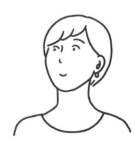

おもな治療法には 4種類ある

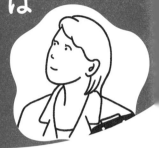

自分に合ったベストな治療法がある

　更年期障害の治療には、「低用量ピル（OC）」「ホルモン補充療法（HRT）」「漢方療法」やサプリメントの「エクオール」などがあります。複数の治療法を組み合わせることも可能です。
「閉経までは低用量ピル、閉経後はホルモン補充療法」などと単純に分けることはできず、治療を開始した年齢でも治療法は変わります。低用量ピルを40歳になる前から飲んでいれば閉経まで続けていいのですが、40歳を過ぎてから飲み始めると血栓症のリスクが高まるので禁忌。その場合は漢方薬などでの治療になります。

▼ 治療法は年齢によっても異なる

	30	35	40	45	50	55	60（歳）
30代〜閉経			低用量ピル 40歳未満から服用していれば、閉経まで継続可			40歳以上で開始するのは不可 （慎重投与）	
閉経前後				漢方療法			
				エクオール			
閉経〜更年期						ホルモン補充療法	

▼ 更年期障害のおもな治療法やサプリメント

	時期	おもな使用目的	薬剤と形状	作用	備考
低用量ピル（OC）	閉経前	月経に関わる不調（月経前症候群、月経困難症など）の改善、子宮内膜症の治療、避妊	エストロゲンと黄体ホルモンの2種を混合した飲み薬	卵胞刺激ホルモンの分泌が抑制され、卵巣から分泌されるエストロゲンが減り、排卵しなくなる。そのためホルモン変動は無くなり、投与されるエストロゲンと黄体ホルモンの量が安定的に供給されるのでホルモンバランスが整う	服用開始から半年は血栓症のリスクが上がる。40歳以上は不可（慎重投与）。40歳未満から服用しているなら、継続して閉経（50歳）まで可
漢方療法	閉経前後	更年期の不調の軽減	加味逍遙散、加味帰脾湯、桂枝茯苓丸などの飲み薬	乱れた気のバランスを整えて精神不安を改善。過剰な熱を抑えて、ほてりなどの熱症状を抑制。血の巡りの改善や、体内の水分調整をして症状を改善	OCやHRTと併用可。閉経前のゆらぎ期の症状改善に投与
ホルモン補充療法（HRT）	閉経後	更年期の不調軽減、エストロゲン低下に伴う閉経後の骨粗鬆症リスクなどの低減	エストロゲン（＋黄体ホルモン）の飲み薬、塗り薬、貼り薬、膣剤	エストロゲンの補充で、減少による不調を緩和。黄体ホルモンを含めば子宮体がん予防	子宮がある人は「エストロゲン＋黄体ホルモン」、無い人は「エストロゲンのみ」投与
エクオール（サプリ）	閉経前後	更年期症状の軽減。乳がんの手術後、脳血管障害の既往症などHRT不可の人の代替療法	エクオール（大豆イソフラボン代謝物）の食品（サプリメント）	大豆イソフラボンの一種がエストロゲンに似た作用で、更年期症状の緩和、閉経後の骨密度低下予防、肌の老化予防など	閉経前のゆらぎ期に服用可

閉経前の治療に
「低用量ピル（OC）」

　主成分は合成のエストロゲンと黄体ホルモン。閉経前の卵胞刺激ホルモンと（それに反応して分泌される）エストロゲンの不安定な動きが休止し、エストロゲンが安定的に供給されるので、更年期の不調を緩和させます。

　ただし、少数ですが体重が増加する人がいます。また、長期間服用すると、子宮頸がんのリスクが上昇するといわれます。乳がんのリスクが上昇する年齢では、慎重な服用が必要です。

低用量ピルはこんな人におすすめ

「40歳未満から月経困難症などで低用量ピルを服用していて、閉経前、または50歳まで」の人に。閉経まで継続して服用できます。

▶ 1日1粒、28日間サイクルで服用

　低用量ピルは、大きく分けて2種類あります。最も一般的なのは、1錠に含まれるエストロゲンと黄体ホルモンの配合が全期間同じの「1相性ピル」。もうひとつは、エストロゲンと黄体ホルモンの量を、排卵周期に合わせるように3段階に調節した「3相性（そうせい）ピル」です。

「1日1粒を21日間飲んで7日間休むタイプ」や「24日間飲んで4日間休むタイプ」があり、28日間サイクルで服用します。休薬せず月経を起こさないフレックスタイプもあります。

　頭痛薬、風邪薬、胃腸薬、便秘薬などの市販薬やサプリメント

と併用できますが、事前に必ず医師や薬剤師に確認してください。抗てんかん薬や、ある種の抗生剤と併用すると、作用が弱まります。また、下剤はホルモン剤の吸収を低下させる可能性があり、不正出血の原因となることがあります。

低用量ピルの服用ができない人

・50歳以上、または閉経後の人
・重度の高血圧症（上が160以上、または下が100以上）の人
・35歳以上で、1日15本以上タバコを吸う人（喫煙は血栓症のリスク）
・診断が未確定の不正出血がある人
・前兆を伴う重い片頭痛がある人、血管病変がある糖尿病の人
・乳がんにかかっている人、重度の心疾患、肝機能障害のある人
・妊娠中〜産後4週以内、授乳中で産後6カ月未満
・30分以上の手術前4週以内・術後2週以内、長期の安静や充分に歩けない状態
・血栓症や心筋梗塞になったことがある、血栓性素因がある、抗リン脂質抗体症候群
・ホルモン剤に過敏性素因、耳硬化症、妊娠中に黄疸、持続性掻痒症、妊娠ヘルペスがあった

 ## 副作用の心配はない？

 　服用し始めて3カ月〜半年ほどの間は、血栓ができるリスクが上昇します。

　慣れるまでは吐き気や頭痛、むくみ、乳房の痛み、不正出血などのマイナートラブルが起こる可能性がありますが、2〜3カ月服用し続けることでほとんどが落ち着きます。低用量化されていることから、実際にはほとんど無いか軽度で、数日か1カ月以内に軽快する場合が多いです。

女性ホルモンに似た働きをする
「エクオール」

▶ 画期的なサプリの登場

近年、おもに更年期障害の改善に効果があるものとして、医療界の大きな期待を受けて登場した「エクオール」のサプリメントがあります。

もともと**エクオール**とは、大豆たんぱくに含まれる抗酸化成分のひとつ「**大豆イソフラボン（ダイゼイン）」が、腸内細菌の力で変換されてできる成分**です。エストロゲン（エストラジオール）とよく似た化学構造をしたエクオールは、閉経前後のエストロゲン低下が原因で起こるさまざまな不調を緩和してくれます。

エクオールは、婦人科でも購入できるところがあります。

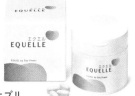

エクオールのサプリ
「エクエル」（大塚製薬株式会社）

▶ 日本人の2人に1人は体内でつくれない「エクオール」

「大豆に含まれる成分がもとになるなら、納豆や豆腐などをたくさん食べればいいのでは?」と思うかもしれませんが、大豆を摂取すれば誰でも体内でエクオールをつくれるわけではありません。大豆イソフラボンを代謝してエクオールをつくってくれる腸内細菌がいるのは、日本人女性の約半数といわれています。大豆を食べる習慣がない欧米人はさらに少なく、3人に1人ぐらいしかつくれません。

でも、エクオールを食品化したサプリメントなら、体内でつくれない人も簡単にエクオールを補うことができます。

エクオールはこんな人におすすめ

・閉経前のゆらぎ期から閉経後に起こる更年期症状（特にホットフラッシュ、肩こり、指関節痛など）を緩和させたい人
・閉経後の骨密度減少を抑制、脂質代謝異常を改善したい人
・閉経後に目尻のしわが増えるのを抑えたい人

▶「自分がエクオールをつくれるか？」は調べられる

　自分がエクオールをつくれる（エクオール産生能）か、尿検査で簡単に調べられます。検査キットを購入し、自宅で採尿したキットを送るだけで尿中のエクオール値が判明します。

　エクオールをつくる腸内細菌が充分にある人は、豆腐3分の2丁（200g）、納豆1パック（50g）、豆乳コップ1杯（200g）のどれかで、1日量のエクオールを摂れます。ただし、腸内細菌は体調や腸内環境によって変化するので、大豆製品でエクオールを供給したい人は定期的な検査が必要です。

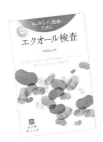
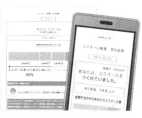

検査キット「ソイチェック」
（株式会社ヘルスケアシステムズ）

エクオール効果1 ▶ 更年期症状が軽くなる

次のような調査結果があります。

- 体内のエクオール量の多い人（尿中のエクオール排出量が1.2mg以上）は、少ない人に比べて、更年期症状が強く出るリスクが約100分の7に軽減した。
- ホットフラッシュが1日1回以上ある人がエクオールを摂取した結果、約3カ月（12週間）で約6割の人でホットフラッシュの回数が減った。
- エクオールを約3カ月（12週間）摂取した結果、首・肩こりの痛みの度合いが軽減した（VASスケール〈痛みの程度を客観的に評価する尺度：我慢できない＝100、まったく痛みが無い＝0とする〉で、53→42）。

エクオール効果2 ▶ 骨粗鬆症やメタボを予防

閉経前後から骨粗鬆症やメタボリックシンドローム（高血圧、脂質異常、高血糖、肥満、動脈硬化による成人病予備群）のリスクが高まりますが、これらのリスクも軽減できます。

- エクオールを1年間摂った人は、骨密度の減少率が1.1％に。プラセボ（偽薬）では1.9％だった。骨密度の減少率が約半分に抑制された。
- メタボや生活習慣病のリスクに関するデータもあります。
  - ・糖尿病リスクを示すHbA1cが下がった
  - ・動脈硬化リスクを示すCAVIが下がった
  - ・LDLコレステロールが下がった

 副作用の心配はないの？

 エクオールを1日30mg×3カ月摂取し続けても、子宮内膜や骨密度、甲状腺ホルモンなどに異常は見られませんでした。

エクオール効果3 ▶ 加齢による肌老化の予防

エストロゲンには、肌のコラーゲンをつくり、エラスチンをつなぎとめて潤いや張りを守る働きもあります。更年期にエストロゲンが減ることで、しわやたるみが出やすくなりますが、エクオールを約3カ月（12週間）摂取したところ目尻のしわの面積や深さが改善したという結果も確認されています。

また、エクオールには抗酸化作用もあるため、シミの予防効果も期待されています。

エクオール効果4 ▶ 乳がんリスクの抑制

エクオールにはエストロゲンの作用を抑える「抗エストロゲン作用」もあるので、乳がんの抑制効果も期待されています。

また、乳がんの術後や、乳房の張りなどに悩む人はホルモン補充療法（HRT）を受けられませんが、エクオールはその代替療法としても役立ちます（ただし、定期検査をおすすめします。もし検査で乳がんやその疑いがあれば、服用できません。また、術後の服用は主治医と相談してからにしてください）。

エクオール効果5 ▶ 指関節痛の改善

閉経時のエストロゲン低下があると、比較的早いうちに、ホットフラッシュとともに指の関節痛が起こります（関節リウマチかどうかは血液検査で簡単にわかります）が、症状の改善にエクオールが非常に有効です。

最近は整形外科でも、更年期女性が指関節痛を訴えて受診すると、エクオールをすすめられることが多くなりました。

症状と体質に合わせて手当てする
「漢方療法」

　更年期症状には、漢方薬（生薬）もよく処方されます。

　更年期の不調に対して、西洋医学では不足している女性ホルモンを補充して治療しますが、漢方療法に代表される東洋医学では体全体の状態を見て、個々の症状や体質に合わせ「生薬」によって症状をやわらげる手当てをします。

　漢方療法は効き目が比較的穏やかですが、副作用が少なく、ホルモン補充療法（HRT）と併用することもできます。健康保険も適用されるので、利用する人が増えています。

更年期の漢方療法はこんな人におすすめ

・ホルモン補充療法ができない、したくない人
・ホルモン補充療法でも軽減できない症状がある人
・卵巣機能を抑えるホルモン剤の副作用を改善したい人
・不眠、イライラ、落ち込みに向精神薬を使いたくない人

女性の体は「7の倍数」で変化

　東洋医学では、女性の一生の体のサイクルは「7の倍数」で変化していくと考えます。初経や思春期を迎えるのは14歳頃（7の2倍）、月経周期は28日（4倍）。成熟期は21〜28歳（3〜4倍）。35歳（5倍）以降は生殖機能が徐々に衰え、42歳（6倍）頃から老化が進み、49〜56歳（7〜8倍）頃に閉経を迎えます。このなかでも、更年期は特に大きな節目。漢方療法は、こうしたサイクルを無理に変えず、体の変化に伴う不調を穏やかにサポートする治療法です。

更年期は「気・血・水」のバランスが崩れやすい

　東洋医学では、体の状態を「気・血・水」のバランスで考えます。更年期には気の流れが逆行したり、血が不足したり、水の巡りが滞ったりすることで、さまざまな不調が起こると考えられています。

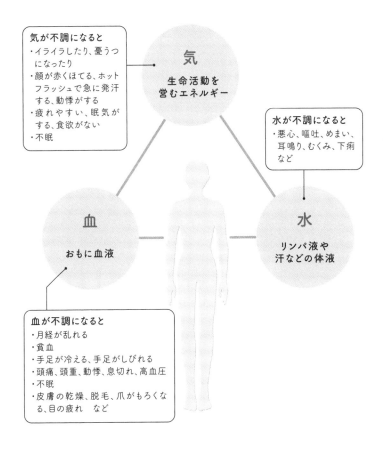

気が不調になると
・イライラしたり、憂うつになったり
・顔が赤くほてる、ホットフラッシュで急に発汗する、動悸がする
・疲れやすい、眠気がする、食欲がない
・不眠

気
生命活動を営むエネルギー

水が不調になると
・悪心、嘔吐、めまい、耳鳴り、むくみ、下痢など

血
おもに血液

水
リンパ液や汗などの体液

血が不調になると
・月経が乱れる
・貧血
・手足が冷える、手足がしびれる
・頭痛、頭重、動悸、息切れ、高血圧
・不眠
・皮膚の乾燥、脱毛、爪がもろくなる、目の疲れ　など

更年期症状を緩和する三大漢方薬

　症状や体質の目安は「証」と呼ばれ、「虚証」「実証」と分けられた症状に合わせた漢方薬が処方されます。

中間証向き

**イライラや
ホットフラッシュに**

加味逍遙散（かみしょうようさん）

更年期障害に最もよく処方されます。乱れた気のバランスを整える作用があるので、**イライラやうつなどの精神不安**の改善に。また、過剰な熱を抑えるので、**ほてり、のぼせ、ホットフラッシュ**などに。閉経前の月経異常などにも。

虚証向き

**虚弱で
疲れやすい人に**

当帰芍薬散（とうきしゃくやくさん）

虚弱体質で体力や元気があまり無く、疲れやすい人に。乱れた気と血のバランスを整える作用があるので、閉経前の**月経異常**や、**更年期の冷えや貧血、むくみ、頭痛、肩こり、立ちくらみ、疲労**などの症状を緩和できます。

実証向き

**のぼせやすいのに
足が冷える人に**

桂枝茯苓丸（けいしぶくりょうがん）

体力が中以上で、のぼせやすいのに足が冷えるような人に。血のバランスを整える作用があるので、閉経前の**月経異常**や、**更年期の肩こり、めまい、頭痛、イライラ**などの精神不安の改善にも役立ちます。

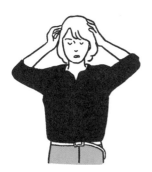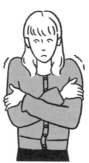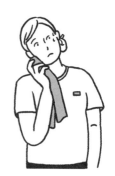

＊漢方薬にも、含まれる成分によって肝機能異常などの**副作用**はあります。例えば"甘草"ならカリウム低下による倦怠・脱力感、血圧上昇、むくみ、不整脈など。"麻黄"なら動悸、発汗、頻脈など。長期間の服用や高齢・女性のリスクが高いので、市販薬でも薬剤師や医師に確認しましょう。

▼ 更年期によく用いられる漢方薬

	のぼせ、ほてり	イライラ、気分の落ち込み、不眠	肩こり、頭痛	その他
葛根湯 かっこんとう			○	
当帰芍薬散 とうきしゃくやくさん			○	冷え、むくみ
加味逍遙散 かみしょうようさん	○	○		
桂枝茯苓丸 けいしぶくりょうがん	○		○	足の冷え
柴胡桂枝乾姜湯 さいこけいしかんきょうとう		○		冷え
半夏厚朴湯 はんげこうぼくとう		○ (喉の詰まり、胸のつかえ)		動悸
黄連解毒湯 おうれんげどくとう	○	○	○	
五苓散 ごれいさん			○(むくみ)	
女神散 にょしんさん	○	○		めまい
白虎加人参湯 びゃっこかにんじんとう	○			口の渇き
温清飲 うんせいいん	○	○		
当帰四逆加呉茱萸生姜湯 とうきしぎゃくかごしゅゆしょうきょうとう			○	冷え
苓桂朮甘湯 りょうけいじゅつかんとう		○		めまい
補中益気湯 ほちゅうえっきとう	○(寝汗)			疲労感
抑肝散加陳皮半夏 よくかんさんかちんぴはんげ		○		
加味帰脾湯 かみきひとう	○			
抑肝散 よくかんさん		○ (イライラ、不眠)		
酸棗仁湯 さんそうにんとう		○ (疲れて眠れない)		
帰脾湯 きひとう		○ (うつ、不眠、イライラ)		

閉経後の不足したホルモンを補う

「ホルモン補充療法（HRT）」

「ホルモン補充療法（HRT：Hormone Replacement Therapy）」とは、閉経時に減少する女性ホルモンを補う治療法です。

　低用量ピルよりもはるかに少ない（エストロゲンの作用の強さが1/5〜1/3）必要最小限のホルモンを補うことで、エストロゲンの減少による心身の不調をケアし、更年期以降にリスクが高まる骨粗鬆症や動脈硬化の予防も期待できます。

＊決して若い時の量に戻すわけではありません。

▼ HRTでエストロゲンを補充するイメージ

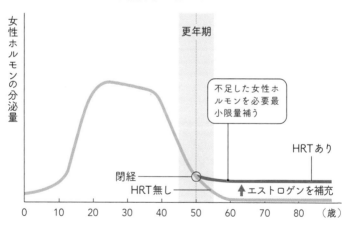

効果1 ▶ 体に表れるイヤな症状を改善

エストロゲンには自律神経を整える作用もあるので、体全体に効果が表れる。

改善! ほてり、ホットフラッシュ、多汗、寝汗
　　　頭痛、めまい、吐き気
　　　動悸、息切れ
　　　倦怠感、疲れやすさ
　　　肩こり、腰痛、関節痛、手足のこわばり、筋肉痛
　　　頻尿、低下した運動機能、崩れた姿勢バランス

効果2 ▶ イライラ、くよくよ、精神症状を緩和

エストロゲンには気分を明るくする作用もあるので、精神症状も改善する。ただし気分の症状のおもな原因には、家庭や職場でのストレスや、性格などもある。

改善! 怒りっぽさや気分の落ち込み
　　　意欲や集中力の低下、記憶力の低下
　　　寝つきが悪い、眠りが浅いなどの睡眠障害

効果3 ▶ 粘膜や肌の潤いを回復

エストロゲンには粘膜や肌の潤いを保つ働きもあるので、失われた潤いを取り戻す。

改善! 膣の乾燥感、膣炎、性交痛
　　　肌の乾燥、かゆみ、シワ
　　　ドライマウス

効果4 ▶ 骨粗鬆症や動脈硬化などを予防

エストロゲンには骨量の減少を抑制し、動脈硬化のリスクを軽減する働きもあるので、関連する病気の予防になる。

予防! 骨粗鬆症（骨密度を増加させる）、骨折
　　　脂質代謝の改善と血管内皮機能の改善による動脈硬化、
　　　心筋梗塞、脳梗塞

ホルモン補充療法を受けられない人

・重度の活動性肝疾患の人

・乳がんの人（なったことがある人も）

・子宮内膜がん、低悪性度子宮内膜間質肉腫の人

・原因不明の不正出血がある人

・血栓症関連の疾患や動脈硬化性病変がある人

こんな人は医師に治療前に相談を（慎重投与か条件付きで投与）

・薬でアレルギー症状が出たことがある人

・喫煙者、肥満（BMI値25以上）の人

・閉経から10年以上経過したか、60歳以上の人が新たに始める場合

・子宮筋腫、子宮内膜症、子宮腺筋症、子宮内膜がん、卵巣がんに
　なったことがある人

・血栓症のリスクがある人、偏頭痛、てんかんの持病がある人

・肝攣縮、微小血管狭心症、胆石症や胆嚢炎になったことがある人

・コントロール不良の高血圧や糖尿病がある人、慢性肝疾患がある人

・重症の高トリグリセリド血症の人、全身性エリテマトーデス（SLE）の人

ホルモン補充療法で気をつけたいこと

▶ 治療開始時には体の違和感がある

　HRTを始めると、おりものの増加、不正出血、乳房や腹部の張り、むくみなどが出る場合があります。個人差がありますが、ほとんどの症状は治療を継続するなかで気にならなくなります。

　子宮筋腫、子宮内膜症、乳腺症の人は悪化する可能性もありますが、いずれもホルモン剤を調整すれば改善します。

▶ 長く続けると、リスクが上がる病気もある

・**血栓症と脳卒中**　年齢や肥満度が上がるのに従って血栓症の
　リスクが上がり、高血圧の人は脳卒中のリスクが上がる。

・**乳がん**　世界的にはエストロゲンと黄体ホルモン併用のHRT
　を5年以上続けるとリスクがやや上がるが、エストロゲンだけ
　で7年未満なら上がらない。HRTによる発症率の増加は1000
　人あたり1人以下で、肥満、アルコール、喫煙などの因子と
　同じかそれ以下。併用する黄体ホルモンの種類によってはリス
　クが上昇しない。なお、日本人のみの研究ではリスクの上昇
　は見られず、HRTの中止後3〜5年でリスクは消失。

・**子宮体がんと子宮頸がん**　エストロゲンだけのHRTを続けると
　子宮体がんのリスクが上がるが、黄体ホルモン剤を併用すれ
　ばリスクを軽減できる。子宮頸がんの一種である腺がんは5年
　以上の治療継続でリスクが上がるといわれる。

・**卵巣がん**　HRTを受けている期間に比例してリスクが上がる場
　合があるといわれている。

自分に最適な種類を選ぼう

　ホルモン補充療法の薬剤には、「エストロゲン剤」「黄体ホル
モン剤」「エストロゲンと黄体ホルモンの配合剤」の3タイプが
あります（139ページ）。複数のタイプがあるのは、子宮がある人
と子宮を摘出した人とでは処方が異なるからです。

　薬剤には、**飲み薬、貼り薬、塗り薬**などがあり、好みで選べ
ます。いずれも更年期症状であれば健康保険が適用されます。

飲み薬 毎日服用します。有効成分が腸管から吸収され、肝臓を通過して効果を発揮します。

貼り薬 週に2回か2日に1回パッチを貼り替えます。有効成分が皮膚から血管へ吸収されて効果を発揮するので、胃腸や肝臓の弱い人に適します。

塗り薬 毎日塗ります。貼り薬と同じ理由で、胃腸や肝臓の弱い人に適しています。

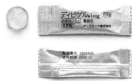

▼ ホルモン補充療法の用法

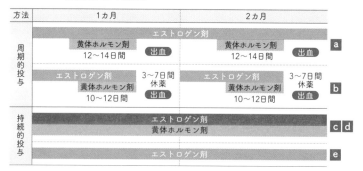

方法	1カ月		2カ月		
周期的投与	エストロゲン剤				a
	黄体ホルモン剤 12〜14日間	出血	黄体ホルモン剤 12〜14日間	出血	
	エストロゲン剤 黄体ホルモン剤 10〜12日間	3〜7日間 休薬 出血	エストロゲン剤 黄体ホルモン剤 10〜12日間	3〜7日間 休薬 出血	b
持続的投与	エストロゲン剤 黄体ホルモン剤				c d
	エストロゲン剤				e

周期的投与 エストロゲン剤と一緒に黄体ホルモン剤を一定期間だけ使用。月経のような出血があり、閉経間近や閉経して間もない人に適する。

持続的投与 エストロゲン剤と黄体ホルモン剤、またはエストロゲン剤を毎日使用。開始時に不正出血が見られることがあるが、徐々に収まる。出血しないほうがいい人や、閉経から数年たっている人に適する。

▼ ホルモン補充療法（HRT）で使われる薬剤

	剤形	製品名	用法
エストロゲン剤	飲み薬（錠剤）	プレマリン	1日1錠
		ジュリナ	1日1錠
		エストリール	1日2錠
		ホーリン	1日2錠
	貼り薬（パッチ）	エストラーナテープ	1回1枚（2日ごとに貼り替え）
	塗り薬（ジェル）	ディビゲル	1日1包
		ル・エストロジェル	1日2プッシュ（両腕に1プッシュずつ塗り広げる）
	膣剤（挿入）	エストリール	1日1～2錠（低用量）
		ホーリンV	1日1～2錠（低用量）
黄体ホルモン剤	飲み薬（錠剤）	プロベラ	1日1錠（持続的併用時）
			1回1錠1日2回（周期的併用時）
		プロゲストン	1日1錠（持続的併用時）
			1回1錠2回（周期的併用時）
		メドキロン	1日1錠（持続的併用時）
			1回1錠2回（周期的併用時）
		ヒスロン	1日1錠（持続的併用時）
			1回1錠2回（周期的併用時）
		デュファストン	1日1錠（持続的併用時）
			1回1錠2回（周期的併用時）
	子宮内に留置	ミレーナ	1システム（5年間入れたまま）
配合剤	飲み薬（錠剤）	ウェールナラ	1日1錠
	貼り薬（パッチ）	メノエイドコンビパッチ	1回1枚（週2回、3日と4日で貼り替え）

*経皮吸収型の貼り薬や塗り薬と、飲み薬とは、薬の吸収経路が違う。経皮吸収のほうは、E2（エストラジオール）が一定濃度で供給され、脂質代謝や血液凝固作用に悪影響が少なく、心血管疾患への悪影響が少ない。

閉経や子宮の有無で異なる用法

　HRTは、閉経しているか否か、閉経からの期間、子宮を摘出しているか否かなどによって用法が違います。

　基本的に、子宮のある人は子宮体がんのリスクを避けるため、エストロゲン剤と黄体ホルモン剤、または2つの配合剤を使います。子宮体がんのリスクのない「子宮が無い人」や、まずは「1〜2カ月間試したい」という人は、エストロゲン剤のみを使用します。

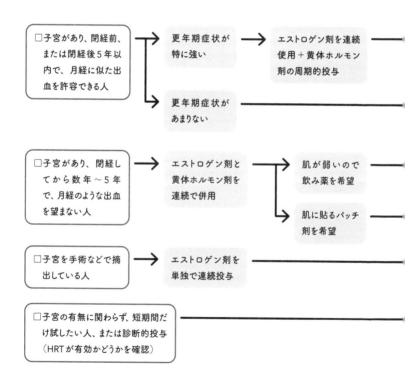

基本的に、エストロゲン剤と黄体ホルモン剤の**継続併用**投与が適するのは、閉経から数年たった人です。閉経後間もない人には、エストロゲン剤と黄体ホルモン剤の**周期投与**をおすすめします。

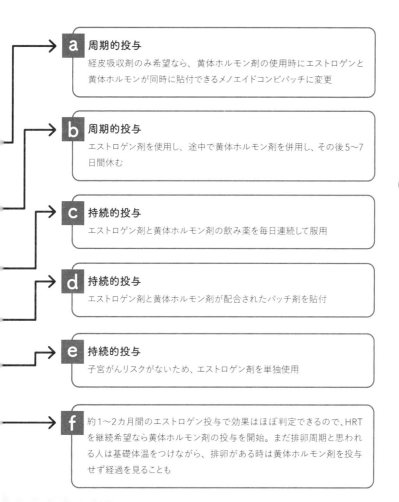

a 周期的投与

経皮吸収剤のみ希望なら、黄体ホルモン剤の使用時にエストロゲンと黄体ホルモンが同時に貼付できるメノエイドコンビパッチに変更

b 周期的投与

エストロゲン剤を使用し、途中で黄体ホルモン剤を併用し、その後5〜7日間休む

c 持続的投与

エストロゲン剤と黄体ホルモン剤の飲み薬を毎日連続して服用

d 持続的投与

エストロゲン剤と黄体ホルモン剤が配合されたパッチ剤を貼付

e 持続的投与

子宮がんリスクがないため、エストロゲン剤を単独使用

f

約1〜2カ月間のエストロゲン投与で効果はほぼ判定できるので、HRTを継続希望なら黄体ホルモン剤の投与を開始。まだ排卵周期と思われる人は基礎体温をつけながら、排卵がある時は黄体ホルモン剤を投与せず経過を見ることも

5

4つの治療法

Q ホルモン補充療法を閉経前に始めてもいい?

A 基本的には閉経後ですが、完全に閉経を待たなくても、症状があり、卵巣機能の低下（FSHが上昇）が確認されれば、少ない量から始められます。ただし、血栓のリスクがあります。

Q 子宮筋腫があっても受けられる?

A 医師に相談する必要がありますが、受けられます。ただし、補充するホルモンの量を減らしたり使用期間を短くしたりして、子宮筋腫の大きさを確認しながら進めます。

Q なぜホルモン補充療法をすると不正出血するの?

A 閉経後間もない人がエストロゲン剤と黄体ホルモン剤を「継続併用」すると、半年ほど断続的に不正出血があります。それは、まだ卵巣がエストロゲンを分泌し、子宮内膜が厚くなるから。閉経後5年近くたてば卵巣はエストロゲンを分泌しないので、継続併用しても出血しません。

「周期投与」では、月経と同じで黄体ホルモン投与終了後にだけ出血します。通常の月経では自然に子宮内膜が掃除されます（40ページ）が、HRTによる出血は人工的に掃除するイメージ。それで子宮体がんのリスクを防いでいるので心配いりません。

Q ホルモン補充療法で太らない?

A HRTが原因で太る、というデータはありません。黄体ホルモン剤でむくみが出ることはありますが、薬の種類を変えれば対応ができます。

治療効果はすぐに出るの？

症状にもよるので個人差がありますが、2週間〜1カ月で効果が出る人が少なくありません。ホットフラッシュはすぐに治ったけれど、頭痛はなかなか治らないなど、効果の出る症状と出ない症状がある場合もあります。効果が出ない症状については、ホルモンの減少以外に原因があるかもしれないので、医師に相談しましょう。

ホルモン療法中も検診が必要？

HRTを受けている間は、医師が症状の変化を確認し、薬剤の量や種類を変える必要もあるので、定期的な検診が不可欠です。検診によって、子宮がんなどの早期発見につながることもあります。

美容目的でも受けられる？

受けられますが、日本では更年期症状や骨粗鬆症、萎縮性膣炎の治療だけに健康保険が適用されるので、美容目的なら自費診療になります。エストロゲンを補充すれば肌のみずみずしさを保てるので、海外では美肌目的でHRTを受ける人も少なくありません。

やめどきはいつ？　やめたらリバウンドする？

更年期のつらい症状が収まってきたら、医師に相談して治療をやめられます。HRTのホルモンは少量なので、リバウンドはありません。ただし、エストロゲンの急激な低下による急性症状があった人は、治療をやめると再び症状が出てくることもあります。その場合には治療を再開し、徐々に薬の量を減らしたり、服用間隔を開けたりすることで体を慣らしていきます。

こんな治療もある

プラセンタ注射

　プラセンタには、自律神経の調整、血行促進、ホルモン分泌の調節、疲労回復、炎症の抑制、活性酸素の除去などの働きがありますが、効果は確定していません。厚生労働省が認可している、ヒトの子宮内で母胎と胎児をつないでいる胎盤から、胎盤エキスを抽出した医療用プラセンタなら、費用は約1000円。複数の薬剤を含むカクテル注射は未認可です。

▼ 認可された医療用プラセンタ

・メルスモン：女性ホルモン系の治療目的で認可され、健康保険が適用。

・ラエンネック：胎盤エキス含有量は高いが、更年期症状には保険適用外。

鍼治療

　古代中国に起源を持つ伝統医療で、鍼灸院で受ける治療。基本は俗に「ツボ」と呼ばれる経絡のポイントで、正式には「経穴」と言います。WHOも全身にある360余りのツボを標準経穴と認定しています。

　症状に応じたツボを鍼で刺す際に痛みはなく、副作用の心配もありません。

「五十肩」「腰痛症」「神経痛」「頸腕症候群」などの症状や、慢性的な疼痛を主訴とする病気には健康保険が適用されます。

第 **6** 章

閉経前後は こんな病気に 要注意

どの病気も、基本は「早期発見・早期治療」です。
閉経後は、それまでエストロゲンに守られていた
「骨や血管」の劣化が始まり、静かに急激に進行します。
健康で長生き! いわゆる「健康寿命」を延ばし、
社会で元気に生きていける高齢者を目指しましょう。

女性には
かかりやすい病気がある

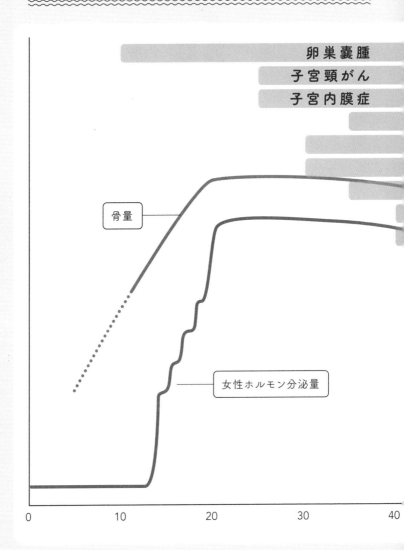

卵巣嚢腫
子宮頸がん
子宮内膜症

骨量

女性ホルモン分泌量

0   10   20   30   40

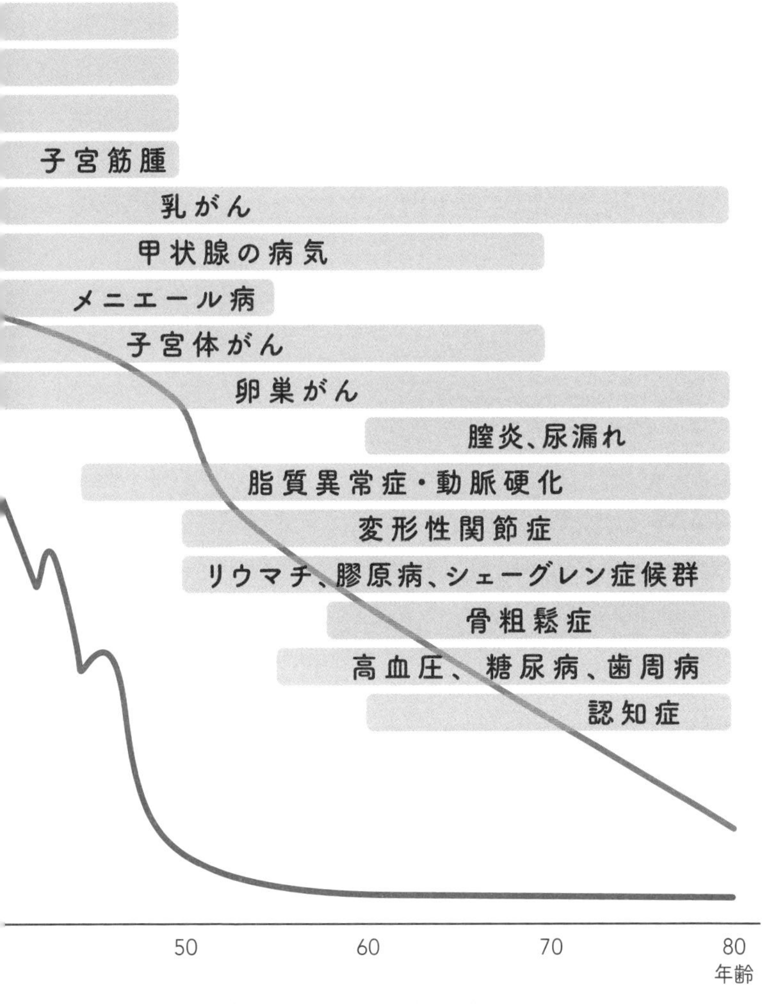

子宮筋腫

乳がん

甲状腺の病気

メニエール病

子宮体がん

卵巣がん

膣炎、尿漏れ

脂質異常症・動脈硬化

変形性関節症

リウマチ、膠原病、シェーグレン症候群

骨粗鬆症

高血圧、糖尿病、歯周病

認知症

50 60 70 80
年齢

「骨」と「血管」がもろくなる

「骨がもろくなる」って、どういうこと?

　骨の働きは、体を支え、臓器を保護し、血液をつくり、カルシウムなどのミネラルを蓄えるだけではありません。自律神経や感覚神経、他の臓器と密接に関わり、ホルモンを分泌して糖やエネルギー代謝を改善し、免疫を調整するなど重要な役を果たしています。

　骨の中では「古い骨を壊しながら新しい骨をつくる」という代謝が繰り返されています。ところがエストロゲンが激減すると、新たな骨がつくられるよりも古い骨が壊れるほうが相対的に多くなり、骨の量（骨密度）が下がります。エストロゲンは骨を壊す細胞の働きを抑え、骨量を維持・増加させ、骨を強くするからです。

　骨量の減少は閉経前の月経不順になった時に始まり、閉経直後の数年間で加速度的に進みます。閉経後の10年間で約20~25%も減り、骨折しやすくなります。この骨折しやすい状態

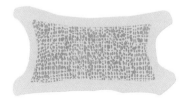

正常な腰椎の骨
（密度が高い）

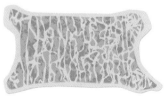

骨粗鬆症になった状態
（骨の構造がスカスカ）

が**骨粗鬆症**です。

　骨の強さは量と質で決まります。糖尿病など生活習慣病のある人は、骨の量が正常でも、質が悪くなり骨折しやすくなります。

「**血管**がもろくなる」って、どういうこと?

　エストロゲンには「LDL（悪玉）コレステロールを減らし、HDL（善玉）コレステロールを増やす」働きがあります。ですから閉経前後から、約半数の女性はコレステロール値が高くなります。

　コレステロール値が高い状態が続くことを**脂質異常症**と言い、これが**動脈硬化**を促します。血管の内壁にコレステロールが溜まり、それがプラークという突起物になって血流を悪くするのです。

　プラークが崩れると血栓ができて、**脳梗塞や心筋梗塞**になるわけですが、この状態になるまで、症状が出ることはありません。

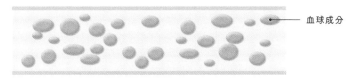

　　　　　　　　　　　　　　　　　　　　　　　　　血球成分

健康な血管
（新品のホースのように弾力がある）

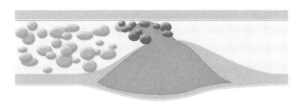

動脈硬化の進んだ血管で、プラークが破れている状態
（古いホースのようにカチコチ）

「骨粗鬆症」について

原因を知っておこう

「骨の構造」は、「鉄筋コンクリートの柱」のようです。エストロゲンの働きで作られるコラーゲンの柱（鉄骨）が、それぞれ小さい橋（鉄筋）によって繋がり、柱の周囲にはカルシウム（コンクリート）が沈着しています。柱や橋の質・量は、**エストロゲンの減少**や**生活習慣病**が原因で劣化します。そのためカルシウムをいくら摂っても沈着する場所が無く、骨はもろくなり、折れやすくなります。

カルシウムの吸収にはビタミンD・Kが、骨コラーゲン産生にはビタミンA、C、B群や葉酸が必要ですから、それらの**栄養素の摂取不足**も骨粗鬆症の原因になります。また、**運動不足**も原因になります。食事で摂ったカルシウムは、そのまま骨になるのではなく、運動によって骨に負荷をかけることで、骨への定着度が増すからです。**喫煙**や**過度の飲酒**も原因となります。

本来、骨量はホルモン活動が始まる初経から増えて18歳でピークとなるため、骨粗鬆症による寝たきり予防は10代から始めなければならないのです。

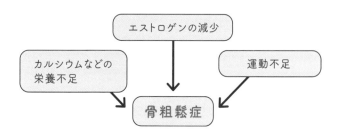

恐ろしさを知っておこう

　骨粗鬆症の初期には自覚症状がありません。気づかないうちに体の屋台骨が少しずつ弱っていきます。怖いのは、その状態で何かの力が加わると簡単に「骨折」してしまうこと。これを**脆弱性骨折**といいます。病気の進行とともに、重力がかかり脆くなった背骨が押しつぶされるため、背が縮み、猫背ぎみになり、さらに腰が曲がります。背中や腰の痛みにもつながります。

　筋肉や関節の靭帯にも含まれるコラーゲンが減ることで、転びやすくもなります。転んで打ったところを骨折しがちなのはもちろん、背骨や腰に圧力がかかり**圧迫骨折**を起こすことも。大腿骨の骨折で寝たきりになってしまう人も多く、その約２割が１年後に死亡するといわれます。

▼ 骨粗鬆症が進むと、こんなところで脆弱性骨折が……

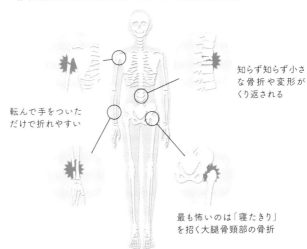

転んで手をついただけで折れやすい

知らず知らず小さな骨折や変形がくり返される

最も怖いのは「寝たきり」を招く大腿骨頸部の骨折

「動脈硬化」について

原因 を知っておこう

　動脈硬化とは、動脈が弾力を失って硬くなり、内側が狭くなって詰まりやすくなった状態です。

　特に更年期以降に注意したいのは、血管の内膜にコレステロールなどの脂肪が沈着して、「アテローム」と呼ばれる腫瘍ができることです。

　動脈硬化を引き起こす３大リスクは、コレステロール値が上がる**脂質異常症**、血糖値が上がる**高血糖**、血圧が上がる**高血圧**です。この３つはすべて「血管」に関わる病気。このなかのどれか一つでも、動脈硬化は進みます。

　なお、生活習慣病だけでなく、**喫煙**、慢性腎臓病、高尿酸血症、睡眠時無呼吸症候群も動脈硬化の原因になります。

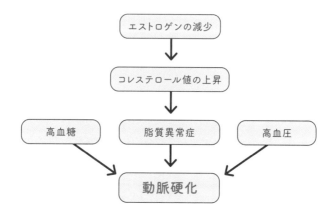

恐ろしさを知っておこう

　動脈硬化も初期には無症状ですが、脳で進めば、もの忘れ、めまい、のぼせ、頭重、耳鳴り、手足のしびれなどが起こり、心臓の冠状動脈で進めば、胸の圧迫感や痛み、むくみ、動悸、息切れなどの症状が表れます。

　怖いのは、血管の中に血栓ができ、それが飛んで血管を塞いだ時に起こる病気です。塞がれた場所が心臓なら**心筋梗塞**、脳なら**脳梗塞**と、寝たきりや死に至る病になります。

　女性の心筋梗塞は、典型的な胸痛、歯痛、下顎の痛み以外に、悪心、めまい、呼吸困難、腹痛など他の病気と間違われることが多く、重症化しやすく、致死率も高いのです。ちなみに離婚歴のある人や未亡人に多い傾向があります。

▼ 動脈硬化が進むと、死に至る病にも……

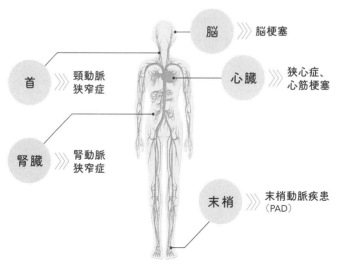

脳 ≫≫≫ 脳梗塞

首 ≫≫≫ 頸動脈狭窄症

心臓 ≫≫≫ 狭心症、心筋梗塞

腎臓 ≫≫≫ 腎動脈狭窄症

末梢 ≫≫≫ 末梢動脈疾患（PAD）

「骨と血管」を守りましょう

なにより大切なのは**日々の生活**

　骨と血管を守るために、閉経前後からは、より良好な生活習慣が大切になります。

やっぱり**食事**が基本

　体をつくるのも体を動かすのも食べ物です。栄養のバランスを考えながら、偏りなく食べましょう。魚・肉・豆などのたんぱく質、野菜・果物などのビタミンやミネラルを意識して摂ってください。バランスを考えるのが面倒なら、「たくさんの色」の食材を選ぶといいでしょう。塩分は控えめに。

▼ **血管をしなやかにするには**

・植物性の油や青背の魚の脂を。
　オリーブ油、えごま油、イワシ

・魚や大豆に含まれるたんぱく質は、血管の内皮細胞が生まれ変わる材料。魚は新鮮なものを。
　秋刀魚、アジ、マグロ、納豆、豆腐、豆乳、油揚げ

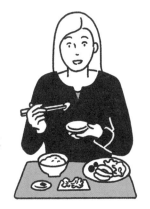

・食物繊維をたくさん摂ろう。
　特に緑黄色野菜は活性酸素を減らす抗酸化成分が豊富。
　トマト、カボチャ、モロヘイヤ

▼ 骨を強くする栄養素

- ・カルシウム
- ・たんぱく質
- ・ビタミンD
- ・ビタミンK

一日のカルシウム摂取推奨量：650mg

カルシウムを 多く含む食品	一回の使用量 （g）	カルシウム量 （mg）
牛乳	220	220
プロセスチーズ	25	158
ヨーグルト	100	120
干しエビ	10	710
ワカサギ	70	315
シシャモ	50	175
豆腐	75	90
納豆	50	45
小松菜	95	162
青梗菜	100	100

一日のビタミンD摂取推奨量：5.5μg

ビタミンDを 多く含む食品	一回の使用量 （g）	ビタミンD量 （μg）
きくらげ	1	4.4
鮭	60	19.2
鰻の蒲焼き	100	19.0
秋刀魚	60	11.4
平目	60	10.8
イサキ	60	9.0
太刀魚	60	8.4
カレイ	60	7.8
メカジキ	60	6.6
なまり節	30	6.3

一日のビタミンK摂取推奨量：150μg

ビタミンKを 多く含む食品	一回の使用量 （g）	ビタミンK量 （μg）
卵	50	7
納豆	50	300
ホウレンソウ	80	216
小松菜	95	200
ニラ	50	90
ブロッコリー	50	80
サニーレタス	10	16
キャベツ	50	39
わかめ	1	16

運動で骨も血管も丈夫になる

運動は、骨も血管も強くします。ジョギングなどの有酸素運動と、スクワットなどの無酸素運動（レジスタンス運動）を組み合わせるのが効果的です。

骨を強くするには、骨に刺激を加える運動が推奨されています。つまり、足に重力がかかる運動です。特に足に負荷をかける垂直運動が効果的なので、ウォーキング、ランニング、エアロビクス、バスケットボール、バレーボールなどがおすすめです。

運動が苦手な人は、「歩く量を増やす」「生活の中でできる簡単な体操をする」などを試すといいでしょう。小まめな家事も、体操代わりになります。

少しは太陽の光を浴びよう

日光を浴びないと、骨も弱くなります。ビタミンDの生成にも不可欠。1日20分は、体の一部に紫外線防止対策をせず外に出ましょう。

睡眠を軽視しない

1日7時間が基本。不眠対策➡78ページ

骨粗鬆症予防のポイントは「骨強度（骨の強さ）の確保」。
骨強度＝骨密度〈量〉（7割）＋骨質〈質〉（3割）です。

定期的に**検査**を受ける

　生命維持に中心的な働きをしている「骨と血管」も、閉経以降は急激に劣化し、脆くなっていきます。骨粗鬆症も動脈硬化も寝たきりや死亡の原因になるのに、どちらも自覚症状が無いのですから、更年期を過ぎたら1年に1回検査を受けましょう。婦人科検診の際に超音波検査を受けるのもおすすめです。

骨密度を調べる

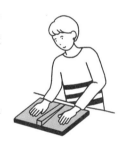

　骨粗鬆症には遺伝的な影響も大きいので、特に骨粗鬆症の家族がいる人には検査をすすめます。

▼ MD法
　中手骨のレントゲンを撮り、コンピュータ解析で骨の萎縮度を測定。最もポピュラーな方法。

▼ DXA法
　腰椎と大腿骨頸部のレントゲン写真をコンピュータ解析。骨粗鬆症が最も早く表れる腰椎で測れるので、早期発見に有効。正式な診断に使われる。

▼ 超音波測定法
　かかとの骨に超音波を当てて測定。簡易検査で、レントゲン被曝のリスクが無く、小規模なクリニックや若い人の骨密度測定に使われる。

動脈硬化の具合を調べる

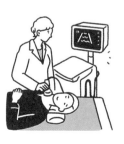

▼ 頸動脈エコー検査
　超音波を使って血管の肥厚、プラークや血栓の有無を確認する。

甲状腺の病気

　のどぼとけの少し下に「甲状腺」があり、そこから「甲状腺ホルモン」が分泌されています。女性ホルモンと違って一生を通じて量の増減はほとんどありません。新陳代謝を活性化したり、交感神経を優位にしたり、体温調整をしたりしています。

　甲状腺の病気は男性よりも女性に多く見られ、更年期は好発年齢です（例：甲状腺機能低下症である橋本病は男女が１対20〜30の割合）。大きく分けると、

　　①甲状腺ホルモンが**増えすぎる**病気（自己免疫疾患）

　　②甲状腺ホルモンが**減りすぎる**病気（自己免疫疾患）

　　③腫瘍（良性・悪性）ができる病気

の３種があります。

　実は、甲状腺ホルモンが増えすぎても、減りすぎても、更年期症状とよく似た症状が表れます。そのため、甲状腺の病気なのに、更年期症状だと誤解する人が少なくありません。

　更年期症状なのか甲状腺疾患なのかは、血液検査で女性ホルモン値と甲状腺ホルモン値を調べればわかります。

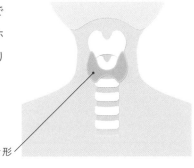

甲状腺は蝶のような形

▼ 甲状腺ホルモンが「増えすぎる病気」と「減りすぎる病気」

		増えすぎる病気（ホルモン値が高い）	減りすぎる病気（ホルモン値が低い）
総称		**甲状腺機能亢進症**	**甲状腺機能低下症**
		全身の新陳代謝が過度に高まる ↓ エネルギー消費が盛んになり、全身の細胞が多くの酸素を必要とする。活動的になるというプラス面もあるが、体には負担。甲状腺が働きすぎて腫れる	**全身の代謝が低下する** ↓ 甲状腺ホルモンによって活性化されている臓器や細胞の不調が起こる。甲状腺が腫れて働かなくなる
病気の例		**バセドウ病（30〜50代に多い）** 甲状腺機能性結節（プランマー病） 無痛性甲状腺炎（橋本病の一過性変化）、亜急性甲状腺炎	**橋本病（20〜60代に多い）** 甲状腺機能性結節 無痛性甲状腺炎
症状	異なる症状	暑がり、微熱、汗かき 動悸、頻脈、心房細動などの不整脈 手の指先や足が震える 体重が減る イライラする 皮膚のかゆみ 口が乾く 不眠 排便回数が増える 眼球が出てくる 集中力の低下 過少月経 LDLコレステロール、 中性脂肪が低い 肝機能異常	寒がり、低体温 徐脈 むくみ 体重が増える 無気力、気分の落ち込み、うつ 皮膚の乾燥 声がかすれる 眠気を感じる 動作が緩慢 便秘 もの忘れしやすい 過多月経 LDLコレステロール、 中性脂肪が高い 血糖値が上昇 筋力低下
	共通する症状	疲れやすい、だるさを感じる 髪の毛が抜ける 甲状腺が腫れる 骨の量が減る 貧血、無月経	
治療法		抗甲状腺薬、他	甲状腺ホルモン薬、他

子宮筋腫

　子宮を構成する筋肉に良性の「腫瘍」ができる病気ですが、悪性のものや悪性化するケースもまれにあります。腫瘍の大きさは大豆程度から、なんと人の頭程度の人まで！ 数も人によってさまざまです。

　40代以降の女性に最も多い病気で、日本では30〜40代女性の5人に1人は子宮筋腫があるといわれます。筋腫に圧迫されることで、頻尿、尿閉（尿が出ない）、腰痛、便秘になる人も。閉経前は「経血量が増える」「月経痛が強くなる」などの症状が出やすいのですが、無症状の人も多いです。

　原因ですが、卵巣から分泌されるエストロゲンの作用で発生・増殖すると考えられています。したがって閉経後は発生せず、加齢に伴い萎縮していきます。

　筋腫の発生する場所によって「筋層内筋腫」「漿膜下筋腫」「粘膜下筋腫」に分けられます。

こんな症状に注意！

□ 不正出血がある
□ レバーのような経血が出る
□ 月経が長引く
□ 月経でなくても下腹部や腰が痛む
□ 下腹部に触れるとしこりがある
□ 尿意があるのに尿が出ない

□ 経血量が多い
□ 貧血がある
□ 月経痛が以前より強い
□ 腰痛
□ 便秘
□ 頻尿

▼ 3タイプの子宮筋腫

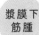
漿膜下筋腫

子宮の外側を覆っている漿膜に発生。表層にできる場合と、突き出てできる場合があるが、症状が出にくい。

筋腫が大きくなることで、周辺臓器を圧迫して頻尿や尿閉（溜まった尿が出ない）、便秘や腰痛の原因になることもある。子宮の外に飛び出した有形性漿膜下筋腫の茎がねじれると、激しい痛みも。

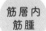
筋層内筋腫

子宮の筋層内に発生。筋腫が小さいうちは、痛みなどの症状が少ない。

筋腫が増大すると、子宮が変形して収縮しにくくなり、月経痛や腰痛が起きたり、月経が長引いたりする。

粘膜下筋腫

子宮内膜直下に発生。子宮腔内に向けて発育し、小さくても経血量が多くなるなど、症状が出やすい。

粘膜下筋腫が内腔に排出され、粘膜が茎状になって子宮や膣から出てくる「筋腫分娩」という状態になると、陣痛に似た強い下腹部痛や多量出血が起こる。

経血が増えたり、強い月経痛や貧血、月経が長引いたりする。

無症状なら、子宮筋腫は放っておいていい？

　子宮筋腫の多くは良性なので、日常生活に支障がなければ治療の必要はありません。特に症状がなければ定期的な経過観察でだいじょうぶですが、定期検診には必ず行きましょう。無症状でも筋腫は徐々に大きくなったり増えたりします。

　ただし、不妊や出産時トラブルの原因になる場合や、肉腫などの悪性を疑う場合には治療します。

　エストロゲンが増えると子宮筋腫が大きくなったり増えたりする場合があるので、更年期症状の対策としてのホルモン補充療法（HRT）はできないことがあります。

子宮筋腫の検査は？

　婦人科では、内診と超音波検査（経腟、経腹壁）によって、子宮筋腫の大きさや筋腫のある部位を診断できます。急に大きくなったり、更年期以降も筋腫が大きくなり続けたりする場合には「子宮筋肉腫」の疑いがあるのでMRI検査が必要です。

治療法は？

　大きく分けて「薬物療法」と「手術療法」があります。それぞれに幾つか治療の選択肢があるので、自分の症状に合わせて治療法を選びましょう。残念ながら、多発性で数が多いと、再発することがよくあります。

　手術には開腹術と腹腔鏡手術、子宮鏡下切除術があります。

薬物療法		鎮痛剤や鉄剤などを処方する「対症療法」と、内服薬で筋腫を小さくしたり貧血を改善させたりするなどの「偽閉経療法」の2種類がある。	
	対症療法	薬を処方。月経過多に伴う貧血には、鉄剤の処方や注射をする。	
	偽閉経療法	閉経前でも、内服薬で一時的に閉経状態にして月経を止めることで、重度の貧血を改善したり、筋腫を小さくしたりする。副作用として更年期症状が出てしまうこともある。	
手術療法		大きく分けて、子宮の一部または全部を摘出する「根治手術」と、お腹にメスを入れないで患部を処置する「保存手術」があり、それぞれに幾つか種類がある。	
	根治手術	**子宮全摘出**	子宮全部を取り除くが、卵巣と卵管は温存できる。
		子宮頸上部切除	子宮体部だけを取り除き、子宮頸部を残す。
		子宮筋腫核出	子宮筋腫だけを取り除き、子宮は温存する。
	保存手術	**子宮動脈塞栓術（UAE）**	太ももの付け根の鼠径部の動脈に管を入れ、子宮筋腫を栄養している動脈を塞いで子宮筋腫を小さくする。3〜5日の入院。
		集束超音波治療（FUS）	高周波の超音波を照射して子宮筋腫を焼き、変性・壊死させる新しい治療法。保険適用外だが、日帰り治療も可。
		マイクロ波子宮内膜アブレーション（MEA）	マイクロ波を照射して子宮内膜を壊死させる。筋腫によって内腔が変形している場合、不向きなこともある。1泊2日の入院。保険適用。

6

閉経前後はこんな病気に要注意

子宮内膜症／子宮腺筋症

「子宮内膜」は子宮の内側を覆っている組織。それとよく似た組織が子宮内膜以外の場所にできるのが「**子宮内膜症**」です。子宮筋層（40ページ参照）にできれば**子宮腺筋症**、卵巣の中で血液が溜まり袋状になったのを**チョコレート嚢胞**、骨盤腹膜に暗紫色の小さい病変が散らばった状態を**ブルーベリースポット**と呼びます。まれに肺や皮膚など稀少部位にできることも。

チョコレート嚢胞は40代からリスク増え、閉経後に症状は軽くなるのに癌化リスクは上がるとされます（1000人に7人が悪性化）。

良性ですが、子宮内膜と同じように月経のたびに増殖し、剥がれ落ちて出血します。そこに炎症が起こって癒着の原因となり、直腸前面に癒着ができると性交痛や排便痛が起こります。月経の回数とともに病巣部が増大するため35歳〜40代に多く、特に閉経前に症状が重くなることが多いです。子宮内膜症が卵巣や卵管にできると、不妊症の原因になります。

閉経すればエストロゲンの分泌量が減るとともに、子宮内膜症の病巣は自然に萎縮し、症状も治まっていきます。

こんな症状に注意！

□ 月経痛が激しい、月経痛がだんだん強くなる

□ 経血量が増えた　　　　　　　　□ 貧血を指摘された

□ 月経中に腰痛や吐き気を感じる　　□ 性交痛や排便痛がある

□ 月経中でなくても腰痛や下腹部痛がある

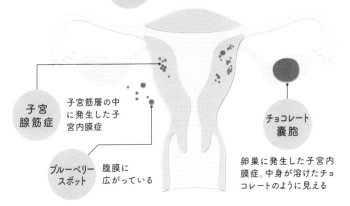

子宮
内膜症
子宮の内側にあるべき
「子宮内膜」組織が
別の場所に発生

子宮
腺筋症
子宮筋層の中に発生した子宮内膜症

ブルーベリー
スポット
腹膜に広がっている

チョコレート
嚢胞

卵巣に発生した子宮内膜症。中身が溶けたチョコレートのように見える

Q 治療すべきですか？

A 月経のたびにつらい症状に悩まされている人や不妊症の原因となっている場合は、医師と相談して治療法を選択しましょう。薬で症状を軽くする「薬物療法」と、症状が重い場合に病巣を取り除く「手術療法」があります。

治療法

薬物療法	対症療法	鎮痛剤で、月経痛などの強い痛みを軽減する。
	ホルモン療法	エストロゲンの分泌を抑制するホルモン剤で、卵巣機能を抑えて月経が来ないようにし、病気の進行を抑える。
手術	病巣のみ摘出	病巣だけを取り除く（臓器は残る）。
	根治手術	子宮、卵巣、卵管をすべて摘出する。閉経が近い人にすすめられる。

❗ ホルモン補充療法（HRT）を受ける際は要注意
エストロゲンを補充するホルモン補充療法を受けると症状が悪化する可能性があり、基本的にはすすめられません。

膣や骨盤底筋がゆるんで起こる

子宮下垂／子宮脱

　子宮が正常な位置よりも少し下がってしまい、膣の中にある状態が**子宮下垂**、さらに下がって子宮の一部または全部が膣の外に出た状態が**子宮脱**。そうなると膀胱や直腸が膣外に出る「膀胱瘤」や「直腸瘤」も起こります。

　原因は子宮を支える靱帯や骨盤底筋が弾力を失ったことですが、エストロゲンの減少、「妊娠・分娩」の影響、長年の「立ち仕事」「肉体労働」も一因になります。更年期以降は要注意。重い物を持ち上げるとか、肥満や便秘などで腹圧がかかると下垂が進むので気をつけて。

　「**骨盤底筋体操**」（106ページ）が予防になります。

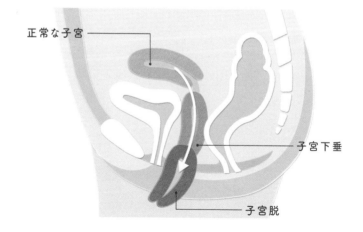

正常な子宮

子宮下垂

子宮脱

☐ 外陰部に違和感がある

☐ 不正出血がある

☐ 頻尿、尿漏れ、排尿困難

☐ 膀胱炎になりやすい

☐ 性交が困難になる

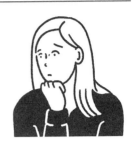

治療法

ペッサリー挿入法	膣内にリング状やドーナツ状などの「ペッサリー」を入れ、下垂した子宮を持ち上げたり、位置を矯正したりする。
前後膣壁形成術	子宮を全摘出し、膣を縫って強化する。
マンチェスター手術	子宮頸部を切除して膣壁を縫い縮め、子宮体部は温存する。
ルフォー氏手術	膣壁の前後を縫合する。性生活ができなくなる。
TVM手術	メッシュネットを挿入してハンモックのように持ち上げる手術。おもに泌尿器科で施される

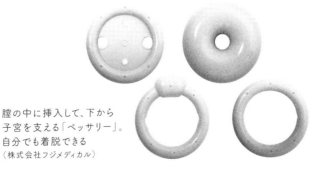

膣の中に挿入して、下から
子宮を支える「ペッサリー」。
自分でも着脱できる
（株式会社フジメディカル）

子宮頸がん／子宮体がん

　子宮がんには、子宮の入り口にできる**子宮頸がん**と、奥にできる**子宮体がん**があります。近年は体がんになる人のほうが多く（6割）、5年生存率は8割前後。

　頸がんの原因は、性交で発がん性のヒトパピローマウイルス（HPV）に感染すること。初性交の低年齢化で罹患年齢も若年化、20〜40代前半で特に増えており、「HPVワクチン接種で1次予防、定期的な子宮がん検診で2次予防」が望まれます。

　体がんの原因は、がん関連遺伝子の異常、肥満、糖尿病、出産数の減少などが考えられますが、50代は女性ホルモンバランスの乱れ、60〜70代は加齢によるとされています。

　どちらも初期には自覚症状がありませんが、不正出血があれば頸部・体部の細胞診や経膣超音波検査を受け、無くても定期検診を。早期の頸がんなら開腹せず子宮を残す手術で治せます。

治療法

子宮頸がん	子宮体がん
・初期なら、がんをレーザー光線で焼くとか、円錐状に切除して子宮を温存できる。 ・進行していれば、放射線療法や、化学療法、免疫療法（免疫力を高めてがんの増殖を抑制する）などを組み合わせる（早期発見・早期治療をすれば、ほぼ100％治る）。	・初期でも、子宮を全摘出する手術療法をおこなう。 ・進行していれば、転移しやすい卵巣、卵管、リンパ節も摘出。 ・放射線療法、化学療法。 ・妊娠希望で一時的な子宮温存を希望する場合には、内膜の増殖を抑制する黄体ホルモンの内服。

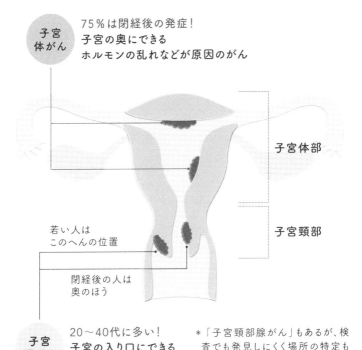

子宮体がん
75％は閉経後の発症！
子宮の奥にできる
ホルモンの乱れなどが原因のがん

子宮体部

子宮頸部

若い人は
このへんの位置

閉経後の人は
奥のほう

子宮頸がん
20～40代に多い！
子宮の入り口にできる
ウイルス性のがん

＊「子宮頸部腺がん」もあるが、検査でも発見しにくく場所の特定も難しい。HPVワクチン接種での予防が望まれる。

こんな人はハイリスク！

頸がん
□ 若い時から性体験がある
□ 喫煙者

体がん
□ 閉経前後
□ 閉経が遅い（エストロゲンの影響が長い）
□ 不妊症
□ 30歳以上で、月経不順、多嚢胞性卵巣などの排卵障害がある
□ 肥満、糖尿病、脂質異常症などで脂肪細胞が多い
　（エストロゲンの影響が多い）

卵巣嚢腫

　卵巣の表面を覆っている上皮細胞が変化して、そこに粘液などの分泌物や血液、脂肪などが溜まって、袋状に大きく腫れる病気です。

　正常な卵巣は親指ほどの大きさですが、大人の頭ぐらいの大きさの腫瘍になるケースも！　自然に小さくなったり消えていったりすることもあり、多くは良性です。とはいえ、まれに悪性に変化することもあるので、検診で卵巣嚢腫が見つかったら定期的な経過観察が必須です。

こんな症状に注意！

□ 下腹部に膨満感がある
□ 下腹部にしこりがある
□ 頻尿
□ 便秘がち
□ 腹痛や腰痛がある

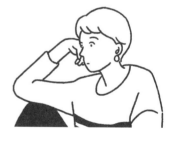

治療法

卵巣嚢腫が大きくなっていれば、手術で摘出する。卵巣嚢腫が悪性かどうかは摘出して検査をしないと判別できないので、悪性の疑いがあれば、小さくても手術で摘出することがある。最終診断は、摘出した組織の顕微鏡下（病理）診断による。

卵巣がん

　9割は卵巣の表面を覆う細胞から発生する**上皮性卵巣がん**。その原因には排卵による卵巣上皮の損傷があるので、排卵回数の多い人（妊娠・出産回数が少ない、不妊治療などで排卵誘発剤を使用）はリスクが高くなります。ですから現代女性に多いのです。

　50代をピークに40〜60代に多いのですが、早期には自覚症状がなく進行が早いので、発見が遅れがちです。子宮がん検診の際に卵巣の超音波検査も受ければ、早期発見の一助となります。

こんな人はハイリスク！

- ☐ 閉経前後
- ☐ 初経が早い
- ☐ 閉経が遅い
- ☐ 妊娠や出産経験が少ない
- ☐ 高齢出産
- ☐ 排卵誘発剤を使った
- ☐ 肥満
- ☐ 近親者が卵巣がんになった（5〜10％が遺伝性）
- ☐ 本人や家族が乳がん、**大腸がん**、子宮体がん
- ☐ 子宮内膜症（特にチョコレート嚢腫がある）

＊ホルモン補充療法でリスク上昇の可能性がある

治療法

・全身に広がりやすく再発しやすいため、通常は子宮と両側卵巣と卵管のほか虫垂、骨盤リンパ節なども摘出し、術前か後に抗がん剤も併用。

・初期でがんが一方の卵巣にしかないか、妊娠を希望するなら、病側の卵巣だけを摘出し、健全な卵巣は温存できる場合も。ただし再発のリスクが高くなる可能性がある。

・母や姉妹が卵巣がんなら、遺伝子検査や予防的に乳房や卵巣を切除する方法は保険適用。

閉経前後のエストロゲン減少が招く「膣炎」

萎縮性膣炎

　肛門や尿道は、病原体も含んだ排泄物が通るところ。そこに近い膣は、悪いものからの感染を防ぐ必要があります。膣には常在菌の力で内部を酸性に保って、感染を防ぐ自浄作用があります。この作用が低下すると、膣が病原菌に感染しやすくなり、「膣炎」を起こします。

　膣炎にはいろいろな原因がありますが、エストロゲン分泌の低下で、膣粘膜が萎縮して薄くなり乾燥しやすくなって、自浄作用が低下して起こるのが「萎縮性膣炎」です。

こんな症状に注意！

☐ おりものの量が増えた
☐ おりものの色（茶褐色）やにおいがいつもと違う
☐ 性交痛がある
☐ 外陰部にかゆみや痛みがある
☐ ちょっとした刺激で出血する
☐ 排尿痛がある

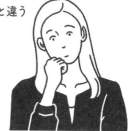

治療法

エストロゲンを含む「膣剤」を膣内に挿入して、その減少を補う。感染の防止に、抗生物質の錠剤も併用する。ホルモン補充療法を組み合わせる場合もある。

膣がん

　膣がんは、膣の表面を覆っている粘膜から発生するがん。進行すると、がん細胞が膣粘膜の表面や、膣粘膜の下の筋肉や、周囲の臓器にまで広がる場合もあります。

　大きく分けて「扁平上皮がん」と「腺がん」の2種類があります。発生頻度は女性生殖器がんの約1％と、稀少ながんです。子宮を手術で摘出した人も、検診で膣がんの検査は受けたほうがいいでしょう。

こんな症状に注意！

☐ 不正出血がある　　　☐ おりものがいつもと違う

☐ 性交痛がある　　　　☐ 下腹部痛や排尿痛がある

☐ 便秘がち

治療法

進行すれば放射線療法や化学療法も用いられるが、最も多いのは手術。

レーザー蒸散術	レーザー光線をメスのように使い、出血を起こさず表面の病変や腫瘍を切除する。
部分膣壁切除術	がんが周辺臓器にまで広がっていない初期に、膣壁上にあるがんと周囲の正常組織の一部を切除する。
広汎子宮全摘出＋膣部分切除術	がんが膣の上部1/3にある場合や子宮に広がっている場合に、膣上部の部分切除に加えて子宮も切除する。
骨盤除臓術	がんが周囲に広がっている場合に、膣、子宮、卵巣、下部結腸、直腸、膀胱付近のリンパ節を摘出。術後は人工肛門、人工尿路などのストーマ（排泄口）もつくる。

6

閉経前後はこんな病気に要注意

乳がん

　40代以降に急増し、70代頃まで女性に多発している乳がん。年間に10万人近くがかかり、約1万5000人が死亡、5年生存率は92%です。大きく分ければ、乳汁を分泌する乳管に発生する「乳管がん」と、乳汁をつくる小葉に発生する「小葉がん」があり、9割以上は**乳管がん**です。

　5～10年かけて徐々に進行しますが、「非浸潤がん」（がん細胞が乳腺内に留まっているがん）を早期発見・早期治療すれば5年生存率はほぼ100%。けれども、「浸潤がん」（乳腺の外に広がっていて、転移する可能性のあるがん）がリンパ節などに転移すると、根絶が難しくなります。

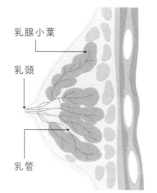

乳腺小葉

乳頭

乳管

こんな人はハイリスク！

☐ 乳がんで亡くなった親族（特に母、姉妹、娘）がいる
☐ 初経年齢が11歳未満、または閉経が55歳以上
☐ 初産年齢が高いか、出産・授乳の経験が無い
☐ 乳管で異型を伴う上皮内病変にかかったことがある
☐ 経口避妊薬を使用している
☐ 長期のホルモン補充療法をしている
☐ 閉経していて肥満ぎみ
☐ 飲酒・運動不足

> **! セルフチェックで安心しないで**
>
> かつては自分で乳房にしこりがないか観察したり手で触れたりするセルフチェックが推奨されていました。けれども、専門医でないと正確な判断が難しく、初期の乳がんを見落とす危険性が高いため、近年は疑問視されています。必ず定期的にマンモグラフィや超音波検査を受けてください。

治療法

▼ 手術

ステージによって**全摘・部分切除・乳房温存手術**（乳頭や乳輪を残して軽度に切除）に大きく分かれる。「しこりが大きい」「がんが広範囲に広がっているか複数ある」場合には全摘手術が多く、それが約6割を占める。乳房が全部失われても、保険適用内で乳房の再建手術を同時に受けられる。

▼ 再発を防ぐために

手術後は再発を防ぐために化学療法や放射線療法が必要。また、10年間は定期的に経過観察が必須。

化学療法　早期の乳がんでは、転移・再発を防ぐために、抗がん剤を組み合わせて数回投与。投与量は体重と身長から算出される体表面積で異なる。抗がん剤の種類によって脱毛や倦怠感などの副作用が出る可能性がある。

放射線療法　がん細胞の成長や増殖を抑えたり縮小させたりするために、放射線をがん細胞に照射。
放射線治療法「トモセラピー」なら一度に複数のがん病巣を治療できる。

塞栓術　がん細胞に栄養を運んでいる動脈を、薬剤で一時的に塞ぎ、がん細胞を死滅させる。

線維筋痛症

40代から増える、全身に症状が表れる難病

　3カ月以上、体の方々に強い痛みが表れ、強いこわばりや激しい疲労、頭痛、抑うつ気分、不眠などに悩まされる難治性の病気。原因は未解明ですが、痛みを脳に伝える神経に問題があるのではないかと言われます。検査しても異常が見られず、命に関わる症状ではないため、診断が遅れるケースが多いのです。

　心理的・社会的なストレスや外傷がきっかけで発症することが多いと考えられています。

治療法

完治させる治療法は無いが、薬物療法、運動療法、心理療法、鍼灸療法など、痛みをやわらげる緩和療法がある。

微小血管狭心症

男性が狭心症なら、女性は……

　心臓を取り巻く血管の奥には、心筋に酸素や栄養を供給する「微小冠動脈」が張り巡らされています。そこに異常が表れる病気で、安静時に20分以上の胸痛が続いたり、肩・みぞおち・背中・顎・喉・耳の後ろなどが痛んだりします。

　男性に多い狭心症に比べて、閉経後の女性に多く、エストロゲン分泌の低下で血管が収縮するのが一因ではないかといわれます。

治療法

狭心症のように突然死の危険は無いが、徐々に心筋細胞が衰えて心不全を招く可能性があるので、狭心症や高血圧症に使われるカルシウム拮抗薬で血管を拡張する。HRTが有効な場合も。

つらいめまいで、40～50代の女性に多い難病
メニエール病

　ぐるぐる目が回るような回転性のめまい、耳が詰まったような耳閉感、耳鳴り、難聴などが特徴です。症状には個人差がありますが、めまいが数分から数時間続いたり、何度も繰り返したりします。

　内耳のリンパ嚢が詰まり、内リンパ液が過剰に溜まることが原因と考えられ、睡眠不足やストレスで発症しやすくなります。

治療法

内耳の循環改善剤、利尿薬、鎮暈剤（ちんうんざい）、制吐剤、精神安定剤など、薬による対症療法が一般的。リンパの流れを正常に戻す手術や、鼓膜の奥に抗生物質を注入して前庭神経を麻痺させる治療も。

膝や股関節に痛み!?　急に太った人は要注意
変形性関節症

　膝関節や股関節のクッションとなる軟骨がすり減る病気で、膝なら「変形性膝関節症」、股関節なら「変形性股関節症」と言います。中高年になって急に体重が増えた人や、若い時に膝や股関節に負荷がかかるスポーツをしていた人に多く見られます。進行すると、歩行に支障が生じ、就寝中でも痛みます。

治療法

自然には治らないので、太ももや腰の筋肉を鍛えることが基本だが、消炎鎮痛剤の内服や関節注射などの薬物療法、関節を温める温熱療法、関節の負担を軽減する器具の装着なども。

膠原病

「膠原病」は、複数の病気の総称です。免疫反応に異常が表れ、関節や血管などに慢性的な炎症が起こる自己免疫疾患で、複数の膠原病を併発することも少なくありません。発症する大半は女性で、特に更年期に多発する傾向があります。そのためエストロゲンの減少による症状との見分けが必要です。

▼ 関節リウマチ

免疫反応で関節の内面を覆っている滑膜に炎症が起こり、手足や肩などの関節周囲が慢性的に痛みます。40〜50代に多く、女性患者は男性の4倍も!

治療法

炎症や痛みを緩和し、病気の進行を抑制し、関節の破壊を予防する薬を使った薬物療法が一般的。

▼ シェーグレン症候群

免疫バランスが崩れて涙腺や唾液腺などの分泌が滞り、ドライアイやドライマウスなどの症状が表れます。全身の関節、皮膚、消化管、腎臓、肺などに影響が出ることも。他の膠原病を合併する二次性シェーグレン症候群もあります。

治療法

根治する方法は無く、進行を遅らせることもできない。ドライアイには人工涙液など、ドライマウスには人工唾液の噴霧、内服薬の服用などの対症療法がおこなわれる。

第 **7** 章

閉経後の
パートナーシップ

閉経前後から性欲が低下し、性交痛が生じた女性と、
その変化に気づかない男性との間で、
性の方向性の違いや
気持ちのズレが起こるのはよくあること。
でも、その溝は、ちょっとした気遣いで
埋めることもできます。

閉経後に変わる!? パートナーとの 関係

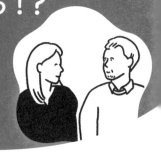

性生活は、閉経前後で変化する

▶ **男性と女性で異なる「更年期の性」**

　更年期にはパートナーとの関係が微妙に変わることがあります。その要因のひとつが性生活。女性はエストロゲンの分泌が急激に減ることで、膣が萎縮・乾燥します。そのため性交時に痛みを感じたり、性欲が低下したりする傾向があり、性生活を避けるようになりがちです。

　一方、男性は女性よりもホルモンの変動がゆるやかなので、女性の体の変化に理解が及ばず、性生活を敬遠するパートナーを否定的に捉えることがあります。

▼「性は楽しい」と思う女性

40代前半	81%
50代後半	55%

「女性更年期医学の今−更年期女性の性意識と性生活」荒木乳根子

▶ 50代女性の6割はセックスレス

　40～50代の日本人女性の性交渉は月に1回～年に数回。歳とともに減っていくといわれます。50代男性の半数近く、女性の6割以上は、性交渉が1年間ゼロの「セックスレス」です。

▼1年間、性交渉がなかった男性・女性

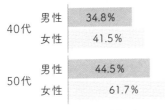

40代	男性	34.8%
	女性	41.5%
50代	男性	44.5%
	女性	61.7%

日本家族計画協会・北村邦夫監修：ジャパン・セックスサーベイ2017

閉経後のパートナーシップも、伝え合うことから

　セックスレスでパートナーとの間に溝ができるのは防ぎたいもの。でも「相手に悪いから……」といやいや性交をしても心身のストレスが増すだけでしょう。

　まず、女性から「性交痛がある」ことなど、自分の体の変化をきちんと伝えて、理解を求めることが大切です。痛みがあるなら、膣への挿入ではなく、スキンシップだけでも、心理的な満足を得ることができます。お互いに思いやりをもって話し合いながら、閉経後のパートナーシップを築いていってください。

　ただし、膣も使わないと萎縮や乾燥が進むので、閉経後も適度に性交するのがよいといわれます。性交も、会話と同じで、大切な**コミュニケーション**のひとつ。あるに越したことはありません。

7

閉経後のパートナーシップ

男性も 更年期症状で 悩んでいる!?

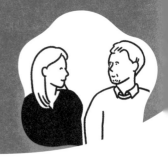

▶ 男性は40代から症状が……

男性に更年期はありませんが、女性の更年期症状に似た「加齢男性性腺機能低下症候群」があります。原因は加齢による男性ホルモン（テストステロン）の低下と、環境やストレスです。テストステロンは20歳をピークに徐々に減少し、症状は40歳頃から表れます。

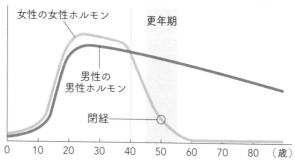

▼女性の女性ホルモン、男性の男性ホルモンの変化

▼おもな症状

体 体力の減退、倦怠感、関節痛、筋肉痛、ほてり、発汗、寝汗、薄毛
心 うつ症状、自信喪失、不安、恐怖心、不眠、孤独感、集中力の欠如
性 性欲減退、勃起障害、勃起硬度の減弱など

▶「ミドルエイジクライシス」

　体が衰える不安に加え、仕事のストレスや老後の心配などが加わって、「ミドルエイジクライシス」（中年の危機）と呼ばれる中年期特有の葛藤を抱えることがあります。特にうつになることが多く、最悪の場合は自死に至るほど重症化するケースも。

体験談　**男性自身はどう感じている？**

受け入れるしかない

— 42歳 Z

　いつのまにか体力が落ちてきて、段差の無い場所でもつまずくようになった。寝つきも悪くなり、以前より暑がりになった。更年期症状は、治すというより、受け入れていくものだと思う。

体力も精力も落ちて50代に突入

— 53歳 T.W

　48歳頃から体が一日中だるく、五十肩になって精力も減退した。男女とも更年期には筋トレが大切だと思う。

二人で支え合う二人の更年期

— 54歳 S.S

　50代半ばから何をやっても達成感がなく、憂うつ感が頻繁に。不安な時には、妻に相談にのってほしいと思う。一方の妻も3年ほど前の48歳頃から生理不順で悩んでいる。体調不良時には無理させないよう心がけており、2人の関係に大きな変化はない。

更年期パートナーとのコミュニケーション術

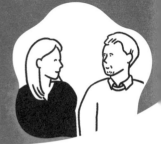

更年期に増すパートナーとの危機

▶「イライラする女性」と「自信を失う男性」

更年期の女性はホルモンバランスが大きく変化していくなかで仕事や子育てに追われ、精神的に余裕を失いイライラしがちです。

一方、男性は、男性ホルモンが減少することで体力や男性機能が衰え、仕事の集中力も低下し、自信を失って落ち込みやすくなります。ところが、男性は他人に悩みを話さず独りで抱え込むことが多いため、パートナーに理解されず、関係が悪化しやすいのです。

そのせいか、この時期は離婚の危機が高まる傾向があります。

▶ 接し方・話し方を変えれば関係は変わる

熱い「恋愛感情」がやがて「家族の絆」に変わっていくように、年月とともにパートナーとの関係が変わっていくのは自然の流れ。更年期に変化しやすい関係をこじらせないためには、日々の「接し方」や「話し方」を工夫することです。心身の変化が原因でぎくしゃくしたパートナーとの関係も、ちょっとしたことで改善できます。

改善策① 必ず言葉で伝える

▶ 当たり前のあいさつから

関係を改善する第一歩は、日常的な声がけ、当たり前のあいさつです。

いってらっしゃい

お帰り

お疲れさま

相手の目を見て言うこと。笑顔も忘れないでください。
その後に……この一言を!

今日はどうだった?

（相手の様子に合わせて）何かいいことあった?

簡単な声がけですが、男性は「パートナーに大事にされている」と感じて自信回復につながります。

▶ 「察して」ではなく、ちゃんと話す

長年一緒にいると、「言わなくてもわかるでしょ」と会話がなくなりがち。更年期の男性は直感力も低下しているので、女性がイライラしていても敏感に気づけません。
「言わなくても気持ちを察してほしい」という女性の思いは男性には通用しにくいので、悩みや不満があれば、必ず言葉にして伝えましょう。不満を伝える際は、相手を非難せずに、アイ・メッセージ（63ページ）で。

改善策② 男性に役割を与える

▶ 得意なことを頼み、達成感を刺激

　男性は役割を与えられ、その責務を果たすことで達成感を覚え、その積み重ねが自己肯定感や自信につながります。「荷物が重いので運んでほしい」「手が届かないので高い所にある物を取って」といった簡単なことでいいのです。料理好きなら子どものお弁当作りを任せるなど、得意なことなら男性の達成感も大きくなります。

▶ 頼んだことに口出しをしない

　一度頼んだら最後まで口出しをせず、任せましょう。「隅々まできれいになっていない」「料理をしたら片づけまでやらないと」などと批判するのは、やる気や自信を奪うのでNGです。

▶ 相手をねぎらい、感謝を伝えて、誉める

　やってくれたら、「とっても助かった。ありがとう」というねぎらいと感謝を伝えることが鉄則。さらに、「すごいね」「さすがだね」などと誉めれば、パートナーは大きな喜びを感じます。

　LINEなどでは「帰りに牛乳買ってきて」「了解」などと素っ気ないやりとりになりがちですが、その際も「疲れているのにいつもありがとう」といたわりの言葉を添えるだけで、潤滑油になります。

改善策③ 「サードパーソン」を持つ

　一緒に過ごす時間は大切です。
「同じテレビ番組や映画を観る」「肩を並べて散歩する」「植物やペットを一緒に育てる」「共通の趣味を持つ」など、同じ方向を見

て、時間や体験を共有することで、連帯感や信頼感が育まれます。

　ペットや共通の趣味など、2人の間を円滑にする存在を「サードパーソン」と言います。2人だけではお互いに注目することでアラ探しにつながることもありますが、サードパーソンを介すれば緩和されます。サードパーソンを意識することで、和を保つ気持ちも働くでしょう（ただし、子育てでは意見が食い違うケースが多いので、子どもはサードパーソンになりにくいでしょう）。

改善策④ スキンシップを楽しむ

▶ さりげないスキンシップは日常的に

　通りすがりに肩や背中に触れる、話しかけながら腕に触れる、眠る時に布団を直してあげるなど、日常的なスキンシップを大切にしましょう。

▶ 背中に触れるだけでもオキシトシン効果

　手をつなぐとか、ハグするだけでも、愛情ホルモンと呼ばれる神経伝達物質「オキシトシン」が脳から分泌されます。それによって相手への優しさや親密な感情は増すとか。特に背中の皮膚は感受力が高いので、「お疲れさま」と言う際に肩や背中をさりげなくさすってあげるだけでもオキシトシン効果が期待できます。

▶ オイルマッサージで親密度がアップ

　皮膚に直接触れたほうが、よりオキシトシン効果が高くなります。アロマオイルを使って背中（難しければ手や腕）を優しくオイルマッサージしてあげれば、親密度が増します。

一緒に観たい！
更年期カップルへのおすすめ映画

　一緒に映画を観れば、甘酸っぱい恋愛時代を思い出したり、困難を乗り越えて愛を貫く物語に勇気づけられたり……。会話のきっかけができ、感動を共有することで絆が深まります。

『**男と女**』（1966年・仏）　ロマンティックな主題歌で知られる恋愛映画の名作。子どもを持つシングル男女の揺れ動く心の機微が描かれた大人の恋に、忘れていたときめきが蘇ります。

『**きみに読む物語**』（2004年・米）　老人が若い頃の純愛物語を認知症の妻に読み聞かせ、愛の記憶が蘇る。齢を重ねても色褪せない妻への一途な思いに心動かされます。

『**人生フルーツ**』（2016年・日）、『**ハーブ＆ドロシー　アートの森の小さな巨人**』（2010年・米）　いずれも老夫婦の生活を捉えたドキュメンタリー。心豊かな人生を共に楽しむ夫婦愛の素晴らしさがしみじみ伝わります。

　女性の更年期のリアルが描かれた映画を一緒に観れば、更年期についてパートナーの理解が深まるかもしれません。

『**更年奇的な彼女**』（2014年・中）　若年性更年期のヒロインに振り回されつつ献身的に支える男友だちの中国版ラブコメディ。

『**セックス・アンド・ザ・シティ2**』（2010・米）　女性には不動の人気を誇るテレビシリーズの映画版。登場人物の1人、50代になったヒロインが更年期症状と奮闘している姿が描かれています。

キーワードサーチ

・検索しやすいように、キーワードをピックアップしました。
・太字は、定義や詳細な説明などがあるページです。
・参照ページは、利便性が高いと思われるもののみ掲載しています。

監修
上田嘉代子（うえだ・かよこ）　医学博士・神楽坂レディースクリニック院長

1977年、東京女子医科大学卒業。京都大学婦人科産科学教室、大津市民病院産婦人科などを経て東京女子医科大学附属「女性生涯健康センター」婦人科に勤務、2011年、同センター准講師に。多くの更年期女性と時間をかけて向き合い、ストレスやホルモンがどれほど女性の体に大きな影響を与えるかを肌で感じる。2016年、神楽坂レディースクリニック開院。更年期障害の女性のパートナーとして、治療計画だけでなくその後の病気予防の観点からも検査・指導している。娘3人も医師。日本産婦人科学会専門医・日本女性医学学会認定医・日本心身医学学会会員・日本体育協会認定公認スポーツドクター。

メンタル関連ページ（3章・7章）監修
中山未知（なかやま・みち）　博士（Life Science）・臨床心理士・公認心理師

ペンシルバニア大学不安治療研究センター（CTSA）で持続エクスポージャー療法（PE）スーパーバイザー認定。東京女子医科大学附属「女性生涯健康センター」で女性のストレスケアに関わり、個人と集団を対象に心理療法を実施。2017年、個人オフィス「サードプレイス」開業。国立精神・神経医療研究センター精神保健研究所行動医学研究部客員研究員。共著に『トラウマセラピー・ケースブック』（野呂浩史編 2016年 星和書店）など。

デザイン	上坊菜々子
本文・カバーイラスト	SHOKO TAKAHASHI
メディカルイラスト	コタケマイ（asterisk-agency）
DTP	株式会社ウエイド
編集協力	飯田みか
執筆協力	轡田早月
校正	株式会社ぷれす
体験談協力	大塚製薬株式会社「女性の健康推進プロジェクト」、NPO法人ファザーリング・ジャパン、他

つらくなる前に知っておきたい
閉経のきほん

監修者　上田嘉代子
発行者　池田士文
印刷所　萩原印刷株式会社
製本所　萩原印刷株式会社
発行所　株式会社池田書店
　　　　〒162-0851
　　　　東京都新宿区弁天町43番地
　　　　電話 03-3267-6821（代）
　　　　FAX 03-3235-6672

［本書内容に関するお問い合わせ］
書名、該当ページを明記の上、郵送、FAX、または当社ホームページお問い合わせフォームからお送りください。なお回答にはお時間がかかる場合がございます。電話によるお問い合わせはお受けしておりません。また本書内容以外のご質問などにもお答えできませんので、あらかじめご了承ください。本書のご感想についても、弊社HPフォームよりお寄せください。
［お問い合わせ・ご感想フォーム］
当社ホームページから
https://www.ikedashoten.co.jp/

21000011